中老年常见病保健手册

李玉萍 李成杰 主编

U0387986

 化学工业出版社

·北京·

内 容 简 介

本书以医学知识普及为目的，以常见的临床病证为重点，不仅围绕疾病来讲述其西医的病因、诊断标准以及临床表现，还以中医的角度解释疾病的病因病机，并加以方便可行的特色中医疗法，如单味中药疗法、经方验方及其他中医疗法、药膳等。此外，还有预防保健等贯彻"治未病"思想的内容添加在其中，方便患者借以参考。

针对中老年人的身体情况，从中西医两方面总结了中老年人一般的身体特点和体检知识，并加以中医特色的养生保健知识、平素的饮食要点等，让中老年人能够得到有效可行的保健知识，能多重视、爱惜自己的身体。

本书适合中老年人阅读，也可作为中医师、全科医师等的参考用书。

图书在版编目（CIP）数据

中老年常见病保健手册/李玉萍，李成杰主编. —北京：化学工业出版社，2021.1（2025.1重印）

ISBN 978-7-122-38196-5

Ⅰ.①中⋯　Ⅱ.①李⋯ ②李⋯　Ⅲ.①中年人-常见病-防治-手册②老年人-常见病-防治-手册　Ⅳ.①R4-62

中国版本图书馆 CIP 数据核字（2020）第 243991 号

责任编辑：张　蕾　陈燕杰　　　　　　文字编辑：何金荣
责任校对：张雨彤　　　　　　　　　　装帧设计：史利平

出版发行：化学工业出版社（北京市东城区青年湖南街 13 号　邮政编码 100011）
印　　装：北京科印技术咨询服务有限公司数码印刷分部
710mm×1000mm　1/16　印张 15　字数 235 千字　　2025 年 1 月北京第 1 版第 10 次印刷

购书咨询：010-64518888　　　　　　　售后服务：010-64518899
网　　址：http://www.cip.com.cn
凡购买本书，如有缺损质量问题，本社销售中心负责调换。

定　　价：49.80 元　　　　　　　　　　　　　　　　版权所有　违者必究

编写人员名单

主　编　李玉萍　李成杰

副主编　付子轩　熊思明

编写人员
　　　　付子轩　李玉萍　李成杰　杨贤平
　　　　杨梓鸿　曾旋丽　熊思明

前 言

　　随着人类社会的发展与医疗技术的进步，许多疾病已被先进的医疗技术攻克。如今我们处于一个信息时代，大部分疾病的病因和诊断标准都得到了规范，疾病的经典临床表现也得到了整理。但是对于疾病在中医方面的认识，仍有所欠缺，故许多常见疾病在中医的认识上并未得到有效整理，患者也并未得到对自身有益的信息。如今市面上医疗书籍众多，偶有不当的诊断标准以及治疗方法，难以让大众了解疾病的发生发展，甚至使人们对此产生疑虑。另外，部分患者对于疾病的某些症状并未给予高度重视，当身体出现严重或难以逆转的病情时，患者的心理一时难以接受，极大可能会出现"病急乱投医"的现象。综上可见，大力普及医疗知识，加强大众对疾病基本情况的认识，已成为刻不容缓的事情。

　　为更好地普及医学知识，本书诸位编者把临床常见的一些基本中西医诊治事项整理成书。本书以医疗知识普及为目的，以常见的临床病证为重点，不仅围绕疾病以西医的角度来讲述病因、诊断标准以及临床表现，还以中医的角度解释疾病的病因病机，并加以方便可行的特色中医疗法，如单味中药疗法、经方验方及其他中医疗法、食疗等。此外，还有预防保健等贯彻"治未病"思想的内容添加在其中，方便患者借以参考。除此之外，本书还秉着"防患于未然"的思想精神，针对中老年人的身体情况，从中西医两方面总结了中老年人一般的身体特点和体检知识，并加以中医特色的养生保健知识、平素的饮食要点等，方便中老年人能够得到有效可行的保健知识，能多重视、爱惜自己的身体。

由于医学知识日新月异的更新速度以及编者水平与时间的有限，书中难免存在不足之处，恳请广大读者批评指正。但愿本书能为方便读者了解疾病的发生发展以及中医治疗尽一份绵薄之力。

编者
2020 年 7 月

目 录

一、中老年人保健概况

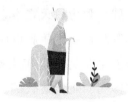

【身体特点】

在生理上，细胞与组织器官等在 40～59 岁为衰老前期。故而人到中老年时期，身体各组织器官会随着年龄的增长而自然老化，器官功能亦逐渐衰退，新陈代谢过程逐渐变慢，身体活动能力不断下降，这是老年人喜静恶动的主要原因。《黄帝内经·素问·上古天真论》中有"女七男八"的论述，认为女子"五七，阳明脉衰，面始焦，发始堕；六七，三阳脉衰于上，面皆焦，发始白；七七，任脉虚，太冲脉衰少，天癸竭，地道不通，故形坏而无子也"；男子"五八，肾气衰，发堕齿槁；六八，阳气衰竭于上，面焦，发鬓颁白；七八，肝气衰，筋不能动，天癸竭，精少，肾脏衰，形体皆极；八八，则齿发去"。这提示我们在中老年时期身体功能由盛转衰，组织器官功能亦有相应的下降趋势。

1. 从中医角度看

（1）肝　肝为将军之官。首先，在中老年时期，肝血、肝阴亏虚易致肝失所养，导致胁肋胀痛、双目昏花、爪甲无华、筋骨痿软无力等。其次，肝藏血、藏魂，若是肝功能失常，则可致人体气血失调和精神情志调节障碍，表现为月经不调、眩晕、情志不舒、抑郁焦虑、烦躁易怒等。《金匮要略》中有"见肝之病，知肝传脾"之言，由此可见肝病可致脾病，表现为纳差、食欲不振等。

（2）心　心为君主之官。临床上中老年人常见心悸、胸闷、气短、乏力等，却无器质性病变。这是由于随着年龄的增长，心功能逐渐减退所致。心主神志，故而临床常见中老年人夜寐欠安、易惊醒等；又因心主血脉，则会出现供血不足引发的眩晕、乏力、心悸不舒等。

（3）脾　脾为后天之本，脾主运化、统血，输布水谷精微，为气血生化之源，人体脏腑百骸皆赖脾以濡养。在进入中老年时期，脾功能有不同程度的衰减，临床上主要见中老年人对食物的消化吸收功能减弱、食欲减退、口有异味、腹胀腹泻、肌肉痿软等。

（4）肺　肺主气，司呼吸，朝百脉，主治节。中老年人肺功能减退，临床常见其抵御外邪能力下降，肺通气功能障碍。如中老年人易受外邪侵袭，平素易受外感，难以适应季节、气候的变化，常发呼吸道疾病，其中以老年慢性支气管炎与慢性阻塞性肺疾病常见。

（5）肾　肾为先天之本，主藏精，对人体的生长发育有重要的作用。随着年龄的增长，肾中精气逐渐减少，人体各组织器官亦随之出现衰老。多数中老年人在衰老期间可见头发花白和脱落、牙齿脱落、夜尿频多、腰酸背痛、耳鸣、听力减退、记忆力下降、性欲减退等全身功能减退的情况。

（6）气血津液　进入中老年时期，五脏功能衰弱，产生和代谢气血津液的功能亦随之减退。中老年人多有气血不足或气血两虚证候，临床上常见神疲乏力、头晕目眩、爪甲无华、毛发干枯、视物昏花等。老年人津液不足，则见便秘、肌肤粗糙、皮肤弹性下降等。

2. 从西医角度看

（1）心血管系统　随着老化进程，心肌逐渐萎缩，心脏逐渐变得肥厚硬化、弹性降低，心脏收缩能力减弱，心率减慢，心输出量随年龄增长而减少。此外，动脉硬化是心血管系统老化的又一重要特征。随着年龄增长，动脉弹性降低，动脉硬化逐渐加重，以致机体主要器官供血不足，导致相应功能障碍的出现。故临床中老年人多发高血压。

（2）呼吸系统　衰老期间伴随着呼吸系统结构和功能的退化，主要表现为肺泡壁变薄、肺泡增大、肺毛细血管数目减少、肺组织的弹性下降、呼吸肌无力等，以致肺泡扩散的有效面积减小、肺残气量增加和肺活量下降。老年人的呼吸功能明显退化，肺的通气和换气功能减弱，造成一定程度的缺氧或二氧化碳滞留现象，因而容易发生肺气肿和呼吸道并发症，如老年慢性支气管炎等。

（3）消化系统　老年人食管、胃的蠕动及输送食物的功能均减弱，胃张力、排空速度亦减弱，小肠、大肠均萎缩，肌层变薄，收缩力降低，蠕动减退，直肠对内容物压力的感觉亦减退。老年人吸收功能减退，分泌功能如胃酸、各种消化酶的分泌量减少，其活性亦减低。加上老年人消化道组织学上的退行性变，导致老年人消化功能及吸收功能的减退。

（4）泌尿系统　中老年人肾血流量减少，肾小球滤过率降低，肾小管重吸收与排泄功能减退，肾浓缩能力不足。组织学改变可见膀胱肌肉萎缩、纤维组织增生、容量变小。以上变化均可使中老年人排尿次数增多，出现泌尿系统的相关疾病。

（5）内分泌系统　中老年人内分泌器官的重量随年龄增加而减少。进入老年期后，内分泌腺体发生组织结构的改变，导致中老年人性欲减退、出现更年期综合征，甚或出现阿尔茨海默病。

（6）生殖系统　随着年龄的增长，性腺的功能下降，致中老年人性功能减退。

（7）免疫系统　随着年龄的增长，免疫系统的功能显著降低。其主要表现在免疫细胞数量的减少和活性的下降，T细胞增殖反应、补体水平、抗体作用、信号传送及细胞毒作用等的下降。因此多数中老年人易受外感，并不易恢复。

（8）神经系统　随着年龄的增长，中老年人神经系统的生理功能发生了改变，包括感受器退化，中枢处理信息的能力降低，平衡能力和神经系统的工作能力下降等。其主要表现在视力、听力下降，记忆力减退，对刺激反应迟钝，容易疲劳，恢复速度减慢等。

（9）运动系统　在衰老过程中，骨骼肌发生显著的退行性变化，如肌肉弹性降低、收缩力减弱，肌肉变得松弛。且随着年龄增长，关节的稳定性和活动性逐渐变差，还可出现软骨退化等。骨质疏松是中老年人易发生的现象，尤其是绝经后的妇女更常见。

◈ 【保健和中医】

中医的保健称为"养生"。简言之，就是保养身体。中医保健有许多方法，其意在于治未病之病、已病之病、病后之病，其价值在于能养、能防、能治。

中医保健着重于保养自身精气神，奉养生之道，势在必行。

1. 调摄

调摄也称作静养。通过对个人生活起居的周密合理安排、对心态平衡的调节，达到保障身体健康的目的。例如，一年四季应依据气候的冷暖及时增减衣服；睡眠和起床时间都应恒之以适时；日常生活也可以培养一些对身心有益的兴趣爱好，令志有所专、心有所依。

2. 运动

运动是国内外公认的延缓衰老的绝妙良方。中老年人可选择慢走、太极拳、导引等运动方式保健身体。

3. 按摩

按摩也是中老年人健身保养的常用方法。以擦肾俞和涌泉穴最易为人们所接受。同时也可选用艾灸足三里保健。

4. 食疗

食疗也是中医保健的重要手段。食物相较于药物更容易让中老年人接受。可吃些具有延缓衰老健身作用的食物，如生姜、大蒜、银耳、蜂蜜、茶叶等，对中老年人的身体健康也会起到推动作用。

◈【体检知识】

1. 体检的主要项目

（1）一般情况检查　包括身高、体重、血压、心率、呼吸、体温等。

（2）临床各科检查　包括内科、神经科、外科、眼科、耳鼻喉科、口腔科等。男性应检查泌尿外科（前列腺指诊）；女性应查妇科（乳腺、阴道检查）。

（3）常规化验检查　包括血、尿、大便常规及血型检查。

（4）血生化检查　包括血脂、血糖、尿酸、肝肾功能、免疫功能等。

（5）肿瘤标志物检查　包括甲胎蛋白（AFP），对原发性肝癌的阳性率达80％以上；癌胚抗原（CEA），对大肠癌、胃癌、肺癌较敏感；前列腺特异性抗原（PSA），对前列腺癌的阳性率达 80％以上；CA-199、CA-50、CA-724等，对消化道肿瘤有较高的特异性；非小细胞性肺癌抗体（CYFRA21-1），对非小细胞肺癌的阳性率可达 95％；CA-125，对卵巢癌、输卵管癌、乳腺癌、子宫内膜癌等有较高的敏感度；鳞状上皮细胞癌抗原（SCC），对子宫颈癌、肺癌、耳鼻咽喉部位鳞癌的阳性率可达 40％～80％；神经元特异性烯醇化酶（NSE），是小细胞肺癌和神经母细胞的肿瘤标志物。上述肿瘤标志物可根据个人的具体情况及症状，由医生有针对性地选择检查项目。

（6）心电图检查　对心律失常、心肌缺血、传导阻滞及心肌梗死等具有重要诊断价值。对阵发性心律失常及心肌缺血可做 24 小时动态心电图，诊断意义更大。

（7）X 线片检查　胸部 X 线片是诊断心、肺、纵隔等疾病必不可少的检查项目；腹部、骨骼等其他部位的 X 线检查，对结石、肿瘤、骨关节病、骨质疏松、骨质增生和骨折等疾病具有重要的诊断意义。

（8）B 超、CT、磁共振检查　这三项可直接显示出脏器及组织的形态，是检查肿瘤的主要方法。

（9）超声心动图检查　对诊断先天性心脏病、瓣膜病、心肌肥厚、心肌病、心肌梗死、心脏肿瘤、心包病及心脏功能测定等，均具有重要的诊断价值。

（10）胃镜及肠镜检查　中老年人消化道肿瘤发病率较高，有慢性胃肠病的中老年人要定期做胃镜和肠镜的检查，以便早发现、早治疗。

2. 体检的注意事项

① 掌握好间隔时间。中年及老年人（60～70 岁）每年进行一次全面体检；70 岁以上，尤其是 80 岁以上的高龄老人，在条件允许的情况下，应每半年进行一次体检。

② 认真填写体检表，并实事求是地介绍自己的病史。体检结束后应及时追查体检结果，及时找专业的医生对结果进行分析，制订合理的保健计划或健

康处方。

【饮食要点】

1.中老年人切不可偏食，进食多样化可以保证营养平衡。切不可将某些"高级食品"视为灵丹妙药，也不要过于忌口，造成因营养缺乏而导致抵抗力下降，对健康不利。

2.饮食宜清淡，不要过于油腻。油腻的食物不易消化，会升高血中脂肪和胆固醇的水平。同时烹饪食物时，使用的调味品不要过于浓重，过甜会影响食欲；过咸会刺激血压升高；过辣会刺激胃肠道。

3.食物应以软烂为宜，食用时要细嚼慢咽。中老年人咀嚼能力降低，体内各种消化酶分泌减少，消化能力降低，细嚼慢咽有利于增进食欲，促进食物的消化和吸收。

4.进食应适量，冷热要适宜。中老年人胃肠道适应能力较差，饮食过饱则血液长时间集中在胃肠道，会导致其他脏器相应的缺血；同时也会使消化功能失常，引起腹泻、腹胀，甚至急性胃扩张或诱发心肌梗死。中老年人唾液分泌减少，口腔黏膜抵抗力下降，进食食物过烫是引起口腔癌及食管癌的原因之一，此外，生冷的食物也会刺激牙齿、损伤脾胃。

二、急性上呼吸道感染

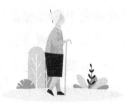

急性上呼吸道感染简称上感，是病毒或细菌感染时局限于包括鼻腔、咽或喉部在内的急性炎症的总称。广义的上感不是一个疾病诊断，而是一组疾病，包括普通感冒、病毒性咽炎、喉炎、疱疹性咽峡炎、咽结膜热、细菌性咽-扁桃体炎。狭义的上感又称普通感冒，是最常见的急性呼吸道感染性疾病，多呈自限性，但发病率较高、成人每年发生2～4次；儿童发病率更高，每年6～8次。全年皆可发病，冬春季较多。

【病因】

1. 中医病因

中医认为，本病多由卫外功能减弱，外邪乘虚而入所致。包括生活起居不当、寒温失调，如贪凉露宿、冒雨涉水等以致外邪侵袭而发病；过度劳累，耗伤体力，肌腠不密，易感外邪而发病；气候突变，六淫之邪肆虐，冷热失常，卫外之气未能及时应变而发病；素体虚弱，卫外不固，稍不慎即可感邪而发病。

2. 西医病因

（1）病毒感染 急性上呼吸道感染70%～80%由病毒引起，包括鼻病毒、流感和副流感病毒、冠状病毒、腺病毒、呼吸道合胞病毒、埃可病毒、柯萨奇病毒等。

（2）细菌感染 20%～30%的急性上呼吸道感染由细菌引起。细菌感染可直接感染或继发于病毒感染之后，以溶血性链球菌为最常见，其次为流感嗜血杆菌、肺炎球菌、葡萄球菌等。

（3）免疫力低下　免疫力低下人群在受凉、淋雨、气候突变或过度疲劳等情况下可致原已存在于上呼吸道的或从外界侵入的病毒或细菌迅速繁殖，从而诱发本病。

【临床表现】

1. 普通感冒

普通感冒俗称"伤风"，又称急性鼻炎或上呼吸道卡他症状，多由鼻病毒引起。起病较急，潜伏期1～3天不等，主要表现为鼻部症状，如打喷嚏、鼻塞、流清水样鼻涕，也可表现为咳嗽、咽干、咽痒或灼热感，甚至鼻后滴漏感。2～3天后鼻涕变稠，常伴咽痛、流泪、味觉减退、呼吸不畅、声嘶等。一般无发热及全身症状，或仅有低热、轻度畏寒、头痛。体检可见鼻黏膜充血、水肿、有分泌物，咽部轻度充血。如无并发症，5～7天可痊愈。

2. 急性病毒性咽炎或喉炎

急性病毒性咽炎多由鼻病毒、腺病毒、流感病毒、副流感病毒以及肠道病毒、呼吸道合胞病毒等引起；临床特征为咽部发痒或灼热感，咳嗽少见。急性病毒性喉炎多由鼻病毒、甲型流感病毒、副流感病毒及腺病毒等引起；临床特征为声嘶、讲话困难、咳嗽时疼痛，常有发热、咽痛或咳嗽；体检可见喉部水肿、充血，局部淋巴结轻度肿大和触痛，可闻及喉部的喘鸣音。

3. 急性疱疹性咽峡炎

常由柯萨奇病毒A引起，表现为明显咽痛、发热。体检可见咽充血，软腭、悬雍垂、咽及扁桃体表面有灰白色疱疹及浅表溃疡，周围有红晕，以后形成疱疹。病程约1周，多于夏季发作，儿童多见，偶见于成年人。

4. 急性咽结膜炎

主要由腺病毒、柯萨奇病毒等引起。临床表现有发热、咽痛、畏光、流泪，体检可见咽及结膜明显充血。病程 4～6 天，常发生于夏季，儿童多见，可通过游泳传播。

5. 细菌性咽-扁桃体炎

多由溶血性链球菌引起。起病急、咽痛明显、畏寒、发热（体温可达 39℃以上）。体检可见咽部明显充血，扁桃体肿大、充血、表面有黄色脓性分泌物，或伴颌下淋巴结肿大、压痛，而肺部无异常体征。

◈ 【治疗单方】

1. 柴胡

用法：柴胡注射液 16ml，按常规保留灌肠，并嘱患者饮温开水。一般一次即可。

功效：现代研究证实柴胡有镇静、解热、镇咳、抗炎作用；对溶血性链球菌、金黄色葡萄球菌、流感病毒等有抑制作用，通过活化巨噬细胞，促进白细胞介素-1 的产生等调节免疫功能。

2. 穿心莲

用法：穿心莲片每次 400mg，3 次/天，3～4 天为 1 个疗程。

功效：临床发现本药能明显缩短病程，增强患者对感冒的抵抗力。

3. 芦荟

用法：将芦荟洗净去刺，生食 2～3cm，3 次/天。

功效：可消炎杀菌，促进血液循环。

4. 板蓝根

用法：板蓝根 30g，水煎服，1 剂/天。

功效：具有抗病原微生物作用、抗内毒素作用、解热抗炎作用。

【治疗验方】

1. 苏杏丸

组成：紫苏叶 10 份（7.5g/份），杏仁 5 份（10g/份）。

用法：共为细末，水泛为丸或制成片剂。

功效主治：发汗解表，止咳平喘。主治风寒性流感感冒，症见恶寒、咳嗽者。

2. 加味麻杏石甘汤

组成：麻黄 6g，生石膏（先煎）45g，杏仁 10g，甘草 6g，羌活 10g，荆芥 10g，板蓝根 30g，前胡 10g，炒牛蒡子 10g，薄荷（后下）6g。

用法：每剂药服头煎（不服二煎），2 剂/天，连服 2 天，热退停服。

功效主治：辛凉宣泄，清肺平喘。主治外感风邪，邪热壅肺。

3. 暑令感冒合剂

组成：香薷 8g，藿香、佩兰、厚朴各 10g，炙枇杷叶 12g，鸭跖草 15g。

用法：每剂加水适量，浸泡半小时，武火煎煮 10 分钟，过滤取药液备用。1 剂/天，分 2 次温服；若入暮高热不减，可酌情加服 1 剂，再分 2 次温服。

功效主治：清热除湿。主治夏季感冒，外感风邪，头身困重。

【穴位治疗】

耳针可选肾上腺、头、肺、鼻等穴。经常感冒者可选取大椎、足三里或肺俞等穴位艾灸。

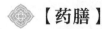 【药膳】

1. 葱醋粥

组成：连根葱白 15～20 根，大米 30～50g，米醋 5～10ml。

做法：将连根葱白洗净后，切成小段；把米淘洗后，放入锅内，加水煮沸；然后加入葱白段，煮成稀粥；粥将熟时，加入米醋，稍搅即可。以上为 1～2 天的量，1～2 次/天，连用 2 天。

功效主治：可发汗解表。适用于小儿风寒感冒证。

2. 芫荽黄豆汤

组成：新鲜胡荽（芫荽）15～30g，黄豆 5～10g，食盐少许。

做法：将新鲜胡荽洗净备用；黄豆洗净后，放入锅内，加水适量，煎煮 15 分钟后，加入新鲜胡荽同煮 15 分钟；调入食盐调味即成，待温服食。去渣喝汤，1 剂/天，一次或分次服完。

功效主治：可扶正解表。适用于风寒感冒证。

【预防】

1. 加强锻炼，适当进行室外活动，可以增强体质，提高抗病能力。

2. 注意防寒保暖，在气候冷热变化时，及时增减衣被，避免淋雨受凉及过度疲劳。

3. 在感冒流行季节，尽量减少到公共场所及人流量大的地方活动。

三、急性气管支气管炎

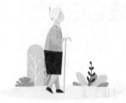

急性气管支气管炎是由于生物性或非生物性致病因素引起的支气管黏膜急性炎症，多散发，无流行倾向。主要临床症状有咳嗽和咳痰。常见于寒冷季节或气候突变时，也可由急性上呼吸道感染蔓延而来。

【病因】

1. 中医病因

中医认为急性气管支气管炎的病因分为外感和内伤。外感为六淫外邪侵袭肺系；内伤主要是脏腑病变所致。

（1）六淫外感　多因肺的卫外功能减退或失调，以致在天气冷热失常、气候突变的情况下，六淫外邪或从口鼻而入，或从皮毛而入。由于四时六气的不同，人体所感受的致病外邪亦有区别。因为风为六淫之首，其他外邪多随风邪侵袭人体，所以外感咳嗽多以风为先导，挟有寒、热、燥、湿等邪。

（2）脏腑内伤　主要是脏腑病变涉及肺，致肺卫不固，外邪易侵，内外合邪而为病。常见病因多为饮食不当、嗜烟好酒，熏灼肺胃；或过食肥厚辛辣，致脾失健运、痰浊内生，遇外邪入侵则上感于肺而为咳。

2. 西医病因

（1）感染　可以由病毒、细菌直接感染。常见病毒为腺病毒、流感病毒（甲、乙型）、冠状病毒、鼻病毒、单纯疱疹病毒、呼吸道合胞病毒和副流感病毒等；常见细菌为流感嗜血杆菌、肺炎链球菌、卡他莫拉菌等。亦见于衣原体和支原体感染。可在病毒感染的基础上继发细菌感染。

（2）理化因素　冷空气、粉尘、刺激性气体或烟雾（如二氧化硫、二氧化氮、氨气、氯气等）的吸入，可使气管、支气管黏膜受到急性刺激和损伤。

（3）过敏反应　常见的吸入致敏原，包括花粉、有机粉尘、真菌孢子等，或对细菌蛋白质过敏。寄生虫如蛔虫等幼虫在肺内移行可引起气管、支气管炎症反应。

◈【临床表现】

1. 症状

起病较急，全身症状一般较轻，可有发热，38℃左右，多于 3～5 天降至正常。初起为干咳或咳少量黏液痰，随后痰量增多，咳嗽加剧，偶可痰中带血，咳嗽、咳痰可延续 2～3 周才消失，如迁延不愈，可演变成慢性支气管炎。如支气管发生痉挛，可出现程度不等的胸闷气促。

2. 体征

查体无明显阳性表现，呼吸音常正常，也可以在两肺听到散在的干、湿啰音。啰音部位不固定，咳嗽后可减轻或消失。

◈【治疗单方】

1. 木蝴蝶

用法：每天取木蝴蝶 15～20g，用清水浸泡 10～15 分钟，煮沸约 5 分钟，为一煎；二煎加水适量，再煮沸 5 分钟；将一、二煎之药液合并，每天分 2 次温服。另加水超声雾化吸入治疗，效果更佳。

功效：清肺利咽，疏肝和胃。

2. 丝瓜藤汁

用法：一般在 7～8 月份，选取主根健壮、茎粗、无病虫害的丝瓜藤，于下午 5～6 点时，用消毒纱布将其表面擦洗干净，准备好消毒过的小口玻璃瓶；在离地面 36cm 处剪断丝瓜藤，将连根的一端稍弯曲插入准备好的瓶内，让丝瓜藤渗出的汁液滴入瓶中，并在瓶口处扎上消毒纱布，24 小时内收取新鲜的丝瓜液约 1500ml。每次饭前半小时服用 150～200ml，3 次/天，连服 2～3 周。

功效：止咳祛痰，抑菌抗菌，镇咳平喘。

3. 鱼腥草

用法：鱼腥草注射液 20～40ml，加入 5％葡萄糖液 100～250ml 中静脉滴注，1 次/天，连用 5 天。

功效：清热解毒，消肿疗疮，利尿除湿，清热止痢，健胃消食。现代药理研究证实鱼腥草具有抗菌、抗病毒、抗肿瘤、提高免疫力、利尿等作用。

4. 金荞麦

用法：将金荞麦制成浸膏，每次 10ml，口服，3 次/天，7 天为 1 个疗程。

功效：清热解毒，排脓祛痰，活血化瘀，健脾利湿。现代药理研究证实金荞麦具有抑菌、抗癌、解热、镇咳等作用。

【治疗验方】

1. 验方一

组成：淫羊藿 30g，荆芥 10g，前胡 12g，桔梗 12g，紫菀 10g，百部 10g，陈皮 10g，法半夏 10g，生姜 10g，甘草 10g。

主治：本方适用于风寒咳嗽。

2. 验方二

组成：款冬花 12g，紫菀 12g，桑叶 15g，菊花 12g，连翘 12g，杏仁 12g，清明菜 30g，大肺经草 15g，蛇含 15g。

主治：本方适用于风热咳嗽。

3. 验方三

组成：沙参 15g，麦冬 15g，桔梗 12g，川贝母 6g，杏仁 12g，枇杷叶 30g，麻仁 10g。

主治：本方适用于燥热咳嗽。

◈ 【穴位治疗】

可针刺合谷、肺俞等穴位。痰多配丰隆；咽痒而咳配天突；久咳体虚配肺俞、肾俞、脾俞。

◈ 【药膳】

1. 甜杏仁粥糊

组成：杏仁 15g，大米 50g，白糖适量。

做法：杏仁去皮尖，水研滤汁，加入大米，煮粥食用；或将杏仁与大米共用石磨研成粉状，在研碎的过程中，加入少量水，在煮沸时加入白糖，即成为甜杏仁粥糊。

功效主治：润肺祛痰，止咳平喘，润肠。对平素易患感冒、哮喘者尤宜。

2. 紫苏粥

组成：白术 30g，粳米 100g，紫苏叶 10~15g。

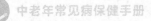

做法：如常法煮粥，趁热时加紫苏叶，热服。

功效主治：开宣肺气，发表散寒，止咳定喘。适用于表虚而复受寒邪所致的咳喘、痰多、食少等症。

3. 橄榄煲萝卜

组成：青橄榄 250g，白萝卜 500～1000g。

做法：煎汤代茶，分多次饮用。

功效：橄榄能下气、生津止渴、清肺利咽、消食开胃；萝卜能健胃消食、止咳化痰、顺气利尿、清热解毒。本品可调整食管舒缩功能，减轻食管反流症状。

◈【预防】

口服维生素 C 预防。每次 100mg，3 次/天，有预防普通感冒的作用。

四、慢性阻塞性肺疾病

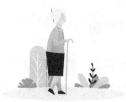

慢性阻塞性肺疾病（COPD）是一种常见的以持续气流受限为特征的、可以预防和治疗的疾病，气流受限呈进行性发展，与气道和肺脏对有毒颗粒或气体的慢性炎性反应增强有关。其与慢性支气管炎和肺气肿有密切关系，可进一步发展为肺心病和呼吸衰竭等常见慢性疾病。

【病因】

1. 中医病因

（1）脏腑虚衰　以肺虚为主，病久累及脾、肾、心、肝，致四脏或多脏腑俱衰。中医有"久病必虚"之说。本病反复发作，迁延不愈，其病程相对较长，必存在"虚"象，且以肺脾肾虚为主。

（2）痰瘀潴留交阻　为本病之标实。痰是COPD的重要致病因素和病理产物。关于痰的产生，责之于肺、脾、肾三脏之功能失调。肺失宣降，津液输布失常，停聚为痰；脾胃运化失常，水湿内停而为痰浊；肾阳虚弱，不能温化水湿，聚成痰浊。血瘀则为久病之另一重要病理产物。气虚运血无力，又痰阻脉络，血行缓慢不畅，终致瘀阻络脉。

（3）外邪引动　为本病之重要外因。感受外邪，侵袭肺系，因肺虚卫外不固，内则壅遏肺气，外则郁闭皮毛。肺卫为外邪所伤，肺气不得宣降，未能及时表散；邪蕴于肺，壅阻肺气，气不布津，聚液成痰，清肃失司，致肺气上逆。六淫之邪每易反复乘袭，诱使本病发作，病情日益加重。

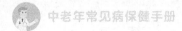

2. 西医病因

（1）环境因素　吸烟为最重要的环境因素。接触职业粉尘和化学物质，均可刺激和损害支气管黏膜，促使发病。呼吸道感染是发病的原因之一。空气污染为细菌感染增加条件。

（2）机体自身因素　免疫功能紊乱、气道高反应性、年龄增大等，如细胞免疫功能下降，易于造成呼吸道反复感染。

【临床表现】

1. 症状

（1）慢性咳嗽　随病程发展可终身不愈，常晨间咳嗽明显，夜间有阵咳或排痰。

（2）咳痰　一般为白色黏液或浆液性泡沫痰，偶可带血丝，清晨排痰较多。急性发作期痰量增多，可有脓性痰。

（3）气短或呼吸困难　早期在劳动时出现，后逐渐加重，以致在日常生活甚至休息时也感到气短。

（4）喘息和胸闷　部分患者特别是重度患者或急性加重时出现。

（5）其他　晚期患者有体重下降、食欲减退、精神抑郁和（或）焦虑等。

2. 体征

（1）视诊　胸廓前后径增大，肋间隙增宽，剑突下胸骨下角增宽，称为桶状胸。部分患者呼吸变浅、频率增快，严重者可有缩唇呼吸等。

（2）触诊　双侧触觉语颤减弱。

（3）叩诊　肺部过清音，心浊音界缩小，肺下界和肝浊音界下降。

（4）听诊　双肺呼吸音减弱，呼气延长，部分患者可闻及湿啰音和（或）干啰音。

【治疗单方】

1. 冬虫夏草

用法：冬虫夏草 5g，用鸭（鸡）汤炖服，连服 2 周。

功效：补肾益肺，止血化痰。现代药理研究发现冬虫夏草对中枢神经系统有镇静、抗惊厥等作用，对体液免疫功能有增强作用。

2. 鱼腥草

用法：鱼腥草注射液，取曲池、定喘穴，每次每穴注射 1ml（相当于生药 1g），每周 2 次，4 周为 1 个疗程。

功效：清热解毒，消肿疗疮，利尿除湿，清热止痢，健胃消食。

3. 阴地蕨

用法：阴地蕨 10～20g，煎水内服，蜂蜜为引，1 剂/天，分 2 次服或代茶饮，3～4 周为 1 个疗程。

功效：清热解毒，平肝息风，止咳，止血，明目去翳。现代药理研究发现阴地蕨具有抗菌、利尿、退热等作用。

4. 泽兰

用法：泽兰片，每次 7 片，4 次/天，相当于生药 40g，服药 6 个月（分别从夏至日和冬至日起各 3 个月）。

功效：活血调经，祛瘀消痛，利水消肿。现代药理研究发现泽兰具有强心作用，还能改善微循环。

【治疗验方】

1. 黄芪六君子合三子养亲汤

组成：党参 10g，黄芪 9g，白术 12g，茯苓 10g，甘草、半夏各 6g，陈皮

12g，紫苏子、莱菔子各 9g，白芥子 12g，大枣 10 枚。

用法：将除大枣、陈皮外的其余各药熬汤，去除药渣，用汤煮大枣和陈皮；开锅 10 分钟后，去陈皮，吃大枣，喝汤。

主治：主治痰壅气逆食滞证，兼扶助正气，助脾进食，病后调理。

2. 补肾宣肺平喘汤

组成：桔梗、川贝母、枳壳、五味子、麻黄、白果、天冬各 10g，茯苓、沙参、生地黄各 15g，山茱萸 8g，冬虫夏草 6g，蛤蚧 4g，葶苈子 30g。

用法：水煎服，每天 1 剂，每次 100～150ml，2 次/天，早晚分服。

主治：痰湿蕴肺、肾脾两虚的患者。

3. 宣肺活血补肾汤

组成：生麻黄 3g，桂枝 6g，杏仁、白芍、半夏、紫苏子、桑白皮、黄芩、地龙干各 10g，甘草 3g，丹参 12g，川芎 10g。肾阳虚者加淡附片 6g、干姜 3g、肉苁蓉 10g；肾阴虚者加熟地黄、沙参、枸杞子各 10g。

用法：水煎服，每天 1 剂，每次 100～150ml，2 次/天，早晚分服。

主治：以肾虚为本，兼有瘀血阻滞的患者。

【其他治疗】

1. 针刺疗法

可针刺水沟、内关、素髎、天突、肺俞等穴位。

2. 雾化吸入

用复方三拗液（含炙麻黄、杏仁、甘草各 3 份，黄芪、丹参各 10 份，赤芍 5 份。每 1ml 含生药 1g）10ml，雾化吸入，2 次/天。

3. 贴敷疗法

水菖蒲根粉 120g，干姜粉 12g，樟脑 90g，松香 300g。制成膏药，贴于鸠尾至上脘穴、肝俞至胃俞穴，喘息重者加贴膻中及定喘穴。每晚在膏药外热敷30分钟，以促进药物渗入。一般贴3～5天，间隔2～3天换药1次，10次为1个疗程。若贴治期间，局部有灼感或痛痒感，可提前将膏药取下。在症状缓解之后的3年内，每年夏季再贴4～6次，以巩固疗效。

【药膳】

1. 姜汁猪肺糯米饭

组成：猪肺150g，生姜汁15ml，糯米适量。

做法：文火煮饭，饭熟加入生姜汁拌服。

主治：适用于肺脾气虚型患者。

2. 川贝炖雪梨

组成：雪梨1个，川贝5g，冰糖或蜂蜜适量。

做法：雪梨削皮去核，川贝打碎，加水，上笼蒸熟，可加适量冰糖或蜂蜜。

主治：适用于痰热蕴肺型患者。

3. 杏仁粥

组成：杏仁60g（去皮尖，研末），粳米80g。

做法：加水煮成粥，每天分2～3次服下，连服20天。

主治：适用于痰浊阻肺证。

4. 冬虫夏草炖老鸭

组成：冬虫夏草15g，老鸭1只（洗净）。

做法：先将冬虫夏草置鸭腹内，加水适量，隔水炖烂熟后调味服食，每周1～2次，连服4周。

主治：适用于肺虚证。

◈ 【预防】

　　本病主要由慢性支气管炎等疾病发展而来，故积极治疗原发病，以防止本病的发生显得十分重要。

五、支气管哮喘

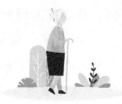

支气管哮喘是由多种细胞和细胞组分参与的气道慢性炎症性疾病，其与气道高反应性相关，通常出现广泛多变的可逆性气流受限及随病程延长而引起的一系列气道结构的改变，导致反复发作的喘息、气促、胸闷和（或）咳嗽等症状，多在夜间和（或）清晨发作、加剧，多数患者可自行缓解或经治疗后缓解。

【病因】

1. 中医病因

本病的发病诱因较多，常由感受风寒或邪热、情志内伤、疲劳、食用某些食物等，致气道不畅、肺气不降，引动内伏之宿痰而发病，而宿痰伏肺则是本病的主要发病基础。

（1）痰浊内伏　哮喘的形成与发作，均以痰为基本病因。痰的形成多为水津不行、郁滞于内所致，与肺、脾、肾有关。脾为生痰之源，饮食损伤脾胃，使脾失健运，不能输布水谷精微，聚而生痰。长期吸烟，熏灼气道，亦能生痰；忧思愤怒，亦致气道郁滞；病后失调或素体虚弱，均可造成脏腑气机失调，滋生痰浊。

（2）肺失宣降　肺主气，司呼吸，外合皮毛，主宣发肃降。宿痰内伏，肺气耗散，卫外不固，感受外邪，引动痰浊，痰动气阻，壅于肺系，肺失宣降，则上逆而为喘息急促，发而哮鸣有声。

（3）正气亏虚　临床所见，哮喘患者极易感冒，在季节转换、气候变化时极易诱发本病。究其原因，乃表虚卫弱所致。"卫气根于下焦，滋养于中焦，开发于上焦"，肺、脾、肾三脏之某一功能衰减，均可导致正气亏虚，以致表虚卫弱、机体御邪能力下降，从而易为外邪所侵，又常无力祛邪外出，结果造成"邪浮于里，留于肺俞"。从哮喘患者的发病年龄也可以揭示正气亏虚为哮喘发作的基本病机：婴幼儿患病率较高与其先天不足、肾中精气亏虚，或脾肺气虚密切相关；青少年生机蓬勃，所以许多患者随着机体生长发育成熟而不治自愈；而人到老年，五脏精气衰减，脏腑功能低下，机体适应能力和抵抗能力降低，六淫、七情及饮食劳倦均可成为本病的诱因。

2.西医病因

（1）遗传因素　哮喘与多基因遗传有关，具有多基因遗传倾向。哮喘患者亲属患病率高于群体患病率，且亲缘关系越近，患病率越高。

（2）过敏原

① 室内外过敏原：尘螨、真菌、家养宠物、蟑螂、花粉与草粉等。

② 职业性过敏原：谷物粉、面粉、木材、饲料、茶、咖啡豆、家蚕、鸽子、蘑菇、抗生素（青霉素、头孢霉素）、松香、活性染料、过硫酸盐、乙二胺等。

③ 药物及食物添加剂：阿司匹林、普萘洛尔、抗生素和一些非皮质激素类抗炎药等。

（3）促发因素　常见空气污染、吸烟、呼吸道病毒感染、妊娠以及剧烈运动、气候转变；多种非特异性刺激，如吸入冷空气、蒸馏水雾滴等，都可诱发哮喘发作。此外，精神因素亦可诱发哮喘。

【临床表现】

1.症状

发作性伴有哮鸣音的呼气性呼吸困难或发作性咳嗽、胸闷。严重者被迫采取坐位或呈端坐呼吸，干咳或咳大量白色泡沫痰，甚至出现发绀等，有时咳嗽可为唯一的症状（咳嗽变异型哮喘）。可在数分钟内发作，经数小时至数天，用支气管舒张剂治疗后可缓解或自行缓解。其特征是常在夜间及凌晨发作和加重。

2. 体征

发作期胸部呈过度充气状态，胸廓膨隆，叩诊呈过清音，多数有广泛的呼气相为主的哮鸣音，呼气延长。严重哮喘发作时常有呼吸费力、大汗淋漓、发绀、胸腹反常运动、心率增快、奇脉等体征。缓解期可无异常体征。

【治疗单方】

1. 冬虫夏草

用法：将冬虫夏草按一定方法制成金水宝胶囊，每次3粒，每天3次，10天为1个疗程。

功效：补肾益肺，止血化痰。

2. 瓜蒌

用法：瓜蒌注射液，每次12～16ml静脉注射，每天1次，10～15天为1个疗程。

功效：润肺化痰，散结，滑肠。现代药理研究发现瓜蒌具有祛痰、泻下、抗菌、抗癌、抗溃疡、延缓衰老等作用。

3. 黄芪

用法：用黄芪注射液2ml穴位注射一侧足三里，交替使用，隔天1次，5次为1个疗程，隔4天再行下1个疗程，一般2～3个疗程。

功效：现代药理研究发现，黄芪含有胆碱、豆香素、叶酸、氨基酸、甜菜碱、皂苷、核黄素、黄烷化合物、铁、钙、磷及硒、锌、铜、锰等微量元素。黄芪味甘，性微温，具有补气固表、利尿、强心、降压、抗菌、排脓、生肌、止汗等作用。

4. 辛夷

用法：取辛夷 10g，冲饮，1 次/天。

功效：发散风寒，温肺通鼻窍。现代药理研究发现辛夷具有抑菌、镇痛、降压、抗过敏、局部收敛、刺激和麻醉等作用。

◈ 【治疗验方】

1. 仙百合剂

组成：仙茅 10g，百部、百合、生黄芪、北沙参各 15g，麻黄 5g，杏仁、桂枝、炒赤白芍、白芥子、紫苏子、化橘红各 10g，枇杷叶 15g，鱼腥草 15g，制僵蚕 12g，生大黄（后下）2g，六一散 5g。

用法：哮喘发作期，每天 1 剂，每剂煎 2 次；哮喘缓解后巩固疗效，或于好发季节，做预防发作治疗。

功效主治：润肺化痰，益气平喘。主治哮喘。

2. 复方石其冲剂

组成：七叶一枝花 15g，旋覆梗 15g，麻黄 9g，紫石英 30g，白石英 30g，皂荚 8g，生甘草 8g。

用法：将上药浓煎成膏后加入珍珠粉 3g，制成冲剂，分成 4 包。每天服 2～3 次，每次 1 包，哮喘发作时加服 1 包，连服 2 周为 1 个疗程。

功效主治：温肺平喘。主治哮喘，对寒喘型和过敏型哮喘尤为适宜。

3. 龙胆截喘方

组成：地龙 20g，胆南星 15g，北杏仁 15g，桔梗 15g，防风 15g，瓜蒌 10g，枇杷叶 12g，川贝母 12g，甘草 8g。

用法：水煎服，每天 1 剂，1 次服完。

功效主治：清热化痰，止咳平喘。主治哮喘。

4. 珠贝定喘丸

组成：人工牛黄、珍珠、川贝母、氨茶碱、人工麝香、麻黄、细辛、人参、肉桂。

用法：含服或吞服，一次 6 丸，一天 3 次。小儿酌减。

功效主治：理气化痰，镇咳平喘，补气温肾。主治支气管哮喘的发作期。

【针灸治疗】

发作期取定喘、天突、内关穴；缓解期取大椎、肺俞、足三里等穴位。

【药膳】

1. 豆腐乳

组成：豆腐 500g，麦芽糖 100g，生萝卜汁 1 杯。

做法：混合煮开，为 1 天的量，分早、晚 2 次服。

主治：此食疗方对肺热型哮喘十分有效。

2. 杏仁豆腐汤

组成：杏仁 6g，麻黄 6g，豆腐 100g。

做法：上述原料混合加水煮 1 小时，去渣，吃豆腐喝汤。每天或隔天 1 服。

主治：此食疗方对哮喘患者很有效。

3. 嫩丝瓜汁

组成：鲜嫩丝瓜 5 个。

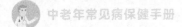

做法：丝瓜切碎，水煎去渣后口服；或用丝瓜藤汁，每次口服 30ml，每天 3 次，方法为取丝瓜藤离地面 3～4 尺处剪断，断端插入瓶中，鲜汁滴入瓶内，一天可集液汁 500mL。

功效：清热解毒，活血通络。

4.海蜇皮炖猪血

组成：海蜇皮、新鲜猪血各 120g。

做法：炖服，每天 1 剂。

主治：可治哮喘。

【预防】

1.加强体育锻炼，增强抗病能力，可坚持练气功、跑步、打太极拳等，适时增添衣被，防止外邪侵入。

2.要积极找出过敏原，以免再次接触。

3.预防感冒的发生，预防复发，要防早、防小。

4.戒除烟酒嗜好。

六、支气管扩张

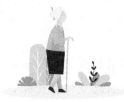

支气管扩张是由于感染、免疫、遗传等因素引起支气管及其周围肺组织异常改变，使支气管壁的结构破坏，导致支气管变形及持久扩张。大多继发于急、慢性呼吸道感染和支气管阻塞，典型的症状有慢性咳嗽、咳大量脓痰和（或）反复咯血。

【病因】

1. 中医病因

支气管扩张的病因有内因和外因两方面。外因为感受六淫之邪，侵袭肺系，肺失宣肃，肺络受损；内因则由脏腑功能失调，内邪于肺，肃降无权，损伤肺络所致。

（1）外邪袭肺　外邪袭肺则壅遏肺气，使肺气失于宣肃而上逆为咳；损伤肺络，血溢气道，则咯血。在外邪之中，以热邪、燥邪引起者居多。

（2）肝火犯肺　肝肺以经络相连。如肺气素虚，又因情志不遂，肝郁化火上逆犯肺，损伤肺络而咯血；或暴怒气逆，致使肝气横逆，气有余便是火，血随火动，肝火上炎，损伤肺络而咳嗽、咯血。

（3）饮食内伤　因嗜食辛辣厚味之品，损伤脾胃，痰湿内阻，郁而化热，上熏于肺，复被外邪引动，痰热阻肺，肺气上逆，则见咳嗽、咳脓痰；火热灼伤肺络，血溢脉外则咯血。

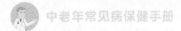

2. 西医病因

（1）感染　感染是引起支气管扩张最常见的原因。细菌、真菌、病毒、结核分枝杆菌感染等均可引起支气管扩张，如肺结核、百日咳、腺病毒肺炎可继发支气管扩张。

（2）先天性和遗传性疾病、先天性结构缺损　前者如囊性纤维化、α_1-抗胰蛋白酶缺乏、纤毛缺陷；后者如软骨缺陷、巨大气管-支气管症、黄甲综合征等。

（3）免疫缺陷或损伤

① 原发性：如低免疫球蛋白血症、慢性肉芽肿性疾病、补体缺陷等。

② 继发性：如 HIV 感染、慢性淋巴细胞性白血病、长期服用免疫抑制剂等。

（4）其他　气道阻塞、异物或有毒物质的吸入，某些系统性疾病如炎症性肠病、移植反应等。

【临床表现】

1. 症状

（1）慢性咳嗽、大量脓痰　急性发作时，黄绿色脓痰量可达每日数百毫升。咳痰在晨起、傍晚和就寝时最多，感染时收集痰液静置后可分为 3 层：上层为泡沫，中层为黄绿色浑浊脓液，下层为坏死组织沉淀物。

（2）反复咯血　患者常有程度不等的咯血。咯血亦可能是其首发和唯一的主诉，此即"干性支气管扩张"。

（3）反复肺部感染　支气管功能下降，清除力下降，致同一肺段反复感染并迁延不愈。

（4）慢性感染中毒疾病　若反复继发感染，患者时有发热、盗汗、乏力、食欲减退、消瘦等。

2. 体征

早期或干性支气管扩张无异常体征；严重病变或感染时，听诊可闻及下胸部、背部局限性粗湿啰音，偶有哮鸣音。部分患者伴有杵状指（趾）。

◈【治疗单方】

1. 三七

用法：三七粉，每次口服 3～5g，每天 3 次，需服 3～4 天，疗效可巩固。

功效：止血，活血化瘀，消肿定痛，消炎。现代药理研究发现三七总皂苷可抑制血小板凝集，三七提取物有强心、降压、保肝、抗炎、降胆固醇、免疫调节和抗病毒作用。

2. 大蒜

用法：将鲜大蒜捣成泥状，置于纱布上，分别敷双侧涌泉穴，用胶布固定，每晚敷 1 次，每次敷 10～12 小时，以局部有烧灼感及皮肤发红为度，3～10 天为 1 个疗程。

功效：解毒消肿，杀虫，止痢。现代药理研究发现大蒜具有广谱灭菌和消炎作用，可提高免疫力、抗肿瘤、保护心血管系统等。

3. 仙鹤草

用法：每次取仙鹤草 10g，泡开水服，每天 2 次，1 周为 1 个疗程。

功效：收敛止血，消炎，截疟，止痢，解毒，杀虫，补虚，益气强心。

4. 地榆

用法：干地榆 3kg，加水煎煮 2 次，过滤，浓缩至 1200ml，每次 30ml，每天 4 次，7～10 天为 1 个疗程。

功效：凉血止血，清热解毒，培清养阴，消肿敛疮。

【治疗验方】

1. 桑菊饮加减

组成：桑叶、菊花、川贝母、杏仁、黄芩、桔梗各 10g，连翘、芦根各 15g，甘草 6g。

用法：每天 1 剂，水煎服，每次 100～150ml，每天 3 次。

功效：疏风清热，宣肺止咳，化痰。

2. 苇茎汤合小陷胸汤加减

组成：芦根、冬瓜仁、薏苡仁、鱼腥草各 30g，瓜蒌仁、浙贝母、桃仁、法半夏、黄芩、竹茹、陈皮各 10g，茯苓 15g。

用法：每天 1 剂，水煎服，每次 100～150ml，每天 3 次。

功效主治：清热化痰。适用于痰热壅肺型患者。

3. 泻白散合黛蛤散加减

组成：桑白皮、白及、墨旱莲、仙鹤草、青黛各 15g，海蛤粉、白茅根、金银花各 30g，黄芩、郁金、陈皮各 10g。

用法：每天 1 剂，水煎服，每次 100～150ml，每天 3 次。

功效主治：清肝泻肺，凉血止血。适用于肝火犯肺型患者。

4. 牛黄蛇胆川贝液

用法：每次 1 支（10ml），每天 3 次，口服。孕妇忌服。

主治：支气管扩张急性发作期。

◈【其他治疗】

1. 针刺疗法

可选用鱼际、孔最、尺泽、内关透外关、膻中、膈俞等穴。

2. 贴敷法

大蒜（捣）10g，硫黄 6g，肉桂 3g，冰片 3g，研匀后，敷双侧涌泉穴，隔天换药 1 次。

◈【药膳】

1. 川贝杏仁粥

组成：川贝母 10g，杏仁 10g，百合 20g，粳米 100g，蜂蜜 30g，梨 3 个。

做法：将川贝母、杏仁、百合捣碎，梨捣烂挤汁，一起放入锅内，加入粳米，加水煮粥，粥将熟时，加入蜂蜜，再煮片刻，空腹服食。每周 1 次，10 天为 1 个疗程。

功效：清肺化痰，益气生津，扶正强身。

2. 猪肺薏米粥

组成：猪肺 1 叶，生薏苡仁、粳米各 50g，蜂蜜适量。

做法：将猪肺洗净切成条状，加生薏苡仁、粳米、水煮成粥，加蜂蜜适量，早晨空腹代早餐食用。每天 1 次，7 天为 1 个疗程。

功效：清肺化痰，扶正祛邪。

3. 白鸭煨虫草

组成：白鸭 1 只，冬虫夏草 60g，盐少许。

做法：宰杀白鸭，去内脏及毛，洗净；将冬虫夏草包在纱布里，用线扎好，放入鸭腹中，加水煨煮，以肉烂为度，加盐少许。食肉饮汤，3天内分4～6次服完。5只鸭为1个疗程。

功效：滋肺益肾，宁嗽化痰。

◈ 【预防】

1. 饮食应以清淡甘凉为主，多食蔬菜、水果。戒烟酒，少食辛辣等刺激性较强的食物。避免暴饮暴食，以免痰湿内生。

2. 居住处要经常通风换气，增加新鲜的空气。在寒冷时应注意防寒保暖，避免呼吸道受寒冷空气的直接刺激。

3. 劳逸结合，进行适当的体育锻炼，增强呼吸道的防御能力及减少感染的机会。

4. 保持心情愉快，切忌过于激动。

5. 积极预防儿童期百日咳、麻疹等呼吸道感染性疾病。

七、肺炎

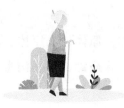

肺炎是指终末气道、肺泡和肺间质的炎症。可由细菌、病毒、真菌、寄生虫等致病微生物，以及放射线、吸入性异物等理化因素和免疫损伤、过敏及药物引起。细菌性肺炎是最常见的肺炎，也是最常见的感染性疾病之一。细菌性肺炎可用抗生素治疗，7～10天多可治愈。病毒性肺炎的病情稍轻，抗生素治疗无效。

【病因】

1. 中医病因

肺炎常发生于劳倦过度及醉后当风等人体正气不足、表卫不固之时，由感受风热之邪或风寒之邪，入里化热所致。

病理变化为正气不足，卫表不固，不能御邪于外，风邪束表，邪伤肺卫，卫气郁闭，而见恶寒发热。

肺气壅闭，失于宣发而咳嗽；肺不布津，聚而为痰，伤于寒邪则为白稀痰，伤于热邪或寒邪化热则见白黏痰或黄痰；邪气阻滞肺络，可致胸痛；邪热内盛，灼伤肺络，可见咯血。若邪气过盛，正不胜邪，邪气入里，内传营血，甚则邪热内陷，逆传心包，可致真阴欲竭、阳气虚脱。

2. 西医病因

（1）细菌性肺炎　如肺炎链球菌、甲型溶血性链球菌、金黄色葡萄球菌、肺炎克雷伯菌、流感嗜血杆菌、铜绿假单胞菌、大肠埃希菌、绿脓杆菌等感染。

（2）非典型病原体所致肺炎　如支原体、衣原体、军团菌感染等。

（3）病毒性肺炎　如冠状病毒、腺病毒、流感病毒、巨细胞病毒、单纯疱疹病毒、呼吸道合胞病毒感染等。

（4）肺真菌病　如念珠菌、肺孢子菌、隐球菌、曲霉、毛霉、放射菌感染等。

（5）其他病原体所致肺炎　如立克次体、弓形虫、原虫等。

（6）理化因素所致肺炎　如放射性物质、胃酸吸入、药物等。

【临床表现】

1. 寒战、高热

典型症状为突然寒战、高热，体温高达 39～40℃，呈稽留热型，伴有头痛、全身肌肉酸软、纳差。年老体弱者仅有低热或不发热。

2. 咳嗽、咳痰

早期为刺激性干咳，继而咳出白色黏液痰或带血丝痰；1～2 天后可咳出黏液血性痰、铁锈色痰、脓性痰；消散期痰量增多，痰黄而稀薄。

3. 胸痛

常有剧烈胸痛，呈针刺样，随咳嗽或深呼吸而加重，可向肩或腹部放射。下叶肺炎可刺激膈胸膜引起腹痛。

4. 呼吸困难

因肺实变致通气不足、气体交换障碍、动脉血氧饱和度降低而出现发绀、胸痛、呼吸困难。

5. 其他症状

肺实变时有典型体征，如叩诊实音、语颤减弱和支气管呼吸音等。少数有恶心、呕吐、腹胀或腹泻等胃肠道症状。重症时可出现神志模糊、烦躁、嗜睡、昏迷等。

【治疗单方】

1. 当归

用法：用当归注射液 20ml，加入 10％葡萄糖液 160ml、生理盐水 40ml 中静脉滴注，每天 1 次，7～10 天为 1 个疗程。

功效：补血活血，调经止痛，润肠通便。

2. 水竹叶

用法：每天取鲜草 250g 或干草 50g，水煎服 3 次；也可制成浓缩液，每 150ml 含生药 250g，每天服用 3 次，每次 50ml，1 周为 1 个疗程。

功效：清热解毒，利尿消肿。

3. 丹参

用法：丹参素为丹参的水溶性成分。常用丹参素 40～60mg 加入 5％葡萄糖液 250ml 中静脉滴注，每天 2 次，5～9 天为 1 个疗程。

功效：活血祛瘀，通经止痛，清心除烦，凉血消痈。

4. 黄芩

用法：酒黄芩 60g，水煎顿服，每 8 小时 1 次，2 周为 1 个疗程。

功效：清热燥湿，泻火解毒，止血。

❖【治疗验方】

1. 贝龙银黄汤

组成：金银花 30g，连翘 10g，知母 10g，浙贝母 10g，地龙 10g，甘草 10g，黄连 5g。

用法：水煎，分次温服，每天 1 剂。

功效：宣肺平喘，清热化痰。

2. 活肺汤

组成：丹参 30g，毛冬青 30g，桃仁 15g，赤芍 15g，牡丹皮 15g，生地黄 20g，川芎 10g，柴胡、红花、枳壳、甘草各 9g。

用法：上药水煎服，每天 1 剂，分早、晚 2 次服。

功效：活血化瘀，止咳平喘。

3. 清肺化痰汤

组成：金银花 12g，连翘 12g，薄荷（后下）6g，荆芥 6g，杏仁 10g，冬瓜仁 12g，生薏苡仁 12g，桃仁 6g，黄芩 10g，浙贝母 10g，芦根 20g。

用法：先将药物用水浸泡 30 分钟，再煎 30 分钟，每剂煎 2 次，将两次煎出之药液混合。每天 1 剂，早、晚分服。

功效主治：降气化痰，止咳平喘。用于肺热咳嗽、痰多作喘、痰涎壅盛、肺气不畅。

❖【其他治疗】

1. 贴敷法

生栀子 90g，桃仁 9g，明矾 9g。研末，用醋调膏，贴于肺俞穴。

2. 物理疗法

红外线、超短波照射法、背部湿热敷等方法。

◈ 【药膳】

1. 当归羊肉粥

组成：大米 50g，当归 15g，生姜片 50g，羊肉 100g。

做法：将当归用白纱布包起来，煎汁；羊肉切片后同大米、生姜片一同熬粥；待粥即将熬成时，加入当归汁，搅匀，煮沸即可。

功效：养肺平喘，增热抗寒。

2. 复方鱼腥草粥

组成：鱼腥草、金银花、芦根、生石膏各 30g，竹茹 9g，粳米 100g，冰糖 30g。

做法：将前 5 味药用水煎，滤汁去渣，加粳米及适量水，共煮为粥，加冰糖，稍煮即可。

功效：清热解毒，利尿除湿。

3. 川贝雪梨煲猪肺

组成：川贝 8g，雪梨 1 个，猪肺 20g，冰糖少许。

做法：雪梨去皮切块，猪肺切块漂去泡沫，与川贝母同放入砂锅内，加冰糖少许、清水适量，用慢火熬煮 3 小时后服食。

功效主治：清热养肺。用于阴虚痰热者。

◈ 【预防】

1. 锻炼身体，增强体质，提高机体防御外邪的能力。

2.注意生活起居，如防止受寒、避免疲劳醉酒、保持室内空气新鲜等。

3.预防上呼吸道感染的发生，对感冒和支气管炎应积极治疗。

八、肺结核

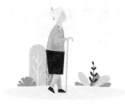

肺结核是由结核分枝杆菌引发的肺部感染性疾病，是严重威胁人类健康的疾病。结核分枝杆菌（简称结核菌）的传染源主要是排菌的肺结核患者，通过呼吸道传播。健康人感染结核菌并不一定发病，只有在机体免疫力下降时才发病。我国是世界上结核疫情最严重的国家之一。

【病因】

1. 中医病因

先天禀赋不足，后天嗜欲无节、酒色过度、忧思劳倦、久病体衰时，正气亏耗，为内因；外受"痨虫"所染，邪乘虚而入，而致发病。

2. 西医病因

（1）原发性感染　通过空气传播感染结核分枝杆菌。

（2）继发性结核　原发性结核感染时期遗留下来的潜在病灶中的结核分枝杆菌重新活动而发病，或再次感染结核分枝杆菌，即外源性重染。

【临床表现】

1. 症状

（1）呼吸系统症状　咳嗽、咳痰、咯血、胸痛、呼吸困难。

（2）全身症状　发热，多为低热（午后为著），可伴盗汗、乏力、纳差、消瘦等。女性患者可伴有月经失调。

2. 体征

早期、小范围的结核不易查到阳性体征，病变范围较广者叩诊呈浊音，语颤增强；听诊闻及肺泡呼吸音低和湿啰音。晚期结核形成纤维化，局部收缩使胸膜塌陷和纵隔移位。结核性胸膜炎者早期有胸膜摩擦音；形成大量胸腔积液时，胸壁饱满，叩诊呈浊、实音，触觉语颤和听诊呼吸音减低或消失。

【治疗单方】

1. 阿胶

用法：先将阿胶研成粉末，每次 20～30g，每天 2～3 次，温开水送服，2 周为 1 个疗程。

功效：滋阴补血，润燥，止血。

2. 山药

用法：生山药 120g，煎水当茶频服，每天 1 剂，连续服用 3 天。

功效：健脾，补肺，固肾，益精。

3. 白及

用法：每天取鲜白及 500～1000g，煮、炒食之，连续服用 2 年。

功效：收敛止血，消肿生肌。

4. 猫爪草

用法：将猫爪草研成粉，装胶囊，每粒 0.5g，每次 4 粒，每天 3 次，10 天为 1 个疗程。

功效：化痰散结，解毒消肿。

◈ 【治疗验方】

1. 鸡汁救肺汤

组成：南沙参 15g，天冬、麦冬各 10g，炙百部 10g，炙紫菀 8g，桔梗 8g，玉竹 15g，茯苓 10g，生甘草 8g，地骨皮 10g，生牡蛎（先煎）30g，十大功劳叶 10g，母鸡一只（重 500g）。

用法：取母鸡净身之肉，不加盐、酒等，用文火煮浓汁 6 杯；余药用水浸泡 30 分钟，用文火煎煮 40 分钟，滤取药液，加水再煎 30 分钟，过滤，将两次药液混合成两杯（约 400ml）。每天上、下午各服中药 1 杯、鸡汁 1 杯。

功效：补虚培元，抗痨杀虫。

2. 肺结核潮热方

组成：炙鳖甲 21g，石斛 15g，青蒿 15g，地骨皮 15g，当归 9g，紫菀 9g，贝母 9g，知母 9g，玄参 12g，牡丹皮 6g，党参 6g，柴胡 7.5g，生甘草 6g，生姜 9g，大枣 3 枚。

用法：水煎服，每天 1 剂，每次 100~150ml，2 次/天，早晚分服。

主治：肺结核潮热，症见午后低热、两颧潮红。

3. 蛤蚧定喘胶囊

用法：每次 4 粒，每天 3 次。风寒咳嗽者忌用。

功效：滋阴清肺，止咳平喘。

4. 羊胆丸

用法：每次 3g，每天 3 次。

主治：适用于肺结核病初期或中期，体质状态尚好，无明显虚象者。

◈ 【针灸治疗】

针刺大椎透结核穴、肺俞透天柱、膻中透玉堂，另取足三里、尺泽等穴位。

◈ 【药膳】

1. 猪肺蘸白及苡仁散

组成：猪肺 1 个，白及 15g，薏苡仁 30g。

做法：将白及、薏苡仁研末备用；取猪肺洗净，切块，用文火煮熟；取熟猪肺块，蘸白及苡仁末服食，每天 1 剂。

功效主治：利湿，清热，止血。适用于肺结核湿热犯肺、损伤肺络所致的咳嗽、咯血等。

2. 百合猪肉汤

组成：百合 50g，猪瘦肉 200g，食盐少许。

做法：先将猪瘦肉洗净、切块，与百合加水同煮至烂熟后，加食盐调味，顿服。

功效主治：可清热润肺、宁心安神。适用于神经衰弱之失眠，肺结核之低热、干咳、气促等。

3. 浮麦羊肚汤

组成：浮小麦 30g，羊肚 150g，白糖适量。

做法：先将羊肚洗净，与浮小麦加水同煮至羊肚熟后，去渣取汁，加白糖适量饮服，每天 1 剂，连服 5～10 天。羊肚可取出佐餐服食。

功效主治：益气敛汗，清退虚热。适用于肺结核所致的阴虚盗汗、五心烦热、失眠多梦、形体消瘦。

 【预防】

1.防止传染，因为本病是一种传染性慢性疾病，所以要加强卫生意识，自觉养成不随地吐痰的习惯。对患有此病的患者，应做好隔离预防工作，饮食用具应分开使用，注意消毒，以免接触感染。发现后要及早治疗，以防延误病情。已患病的患者在接受药物治疗的同时要重视摄生、戒烟酒、节起居、适当进行体育锻炼。

2.要经常进行体育锻炼，强健体魄，也可适当服用些扶助正气的药物。

九、过敏性鼻炎

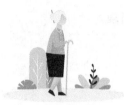

过敏性鼻炎即变应性鼻炎，是指特应性个体接触过敏原后，引发的主要由抗体 IgE 介导的，针对环境过敏原并有多种免疫活性细胞和细胞因子等参与的鼻黏膜非感染性炎性疾病。其临床症状可见鼻内刺痒、阵发性喷嚏、流清涕、鼻塞等。

【病因】

1. 中医病因

（1）饮食所伤　过食生冷，导致饮邪内生，浸渍于肺，郁遏肺气；或过嗜辛辣烟酒，损伤肺胃，致脾胃气血生化不足，太阳之气痹阻于下，寒饮留滞，上犯于鼻而致病。

（2）邪毒侵犯　邪毒屡犯肺脏，致肺气亏虚、鼻阳不足、卫外不固、腠理疏松，风寒乘虚侵袭致病。

（3）先天禀赋不足或后天失养　久病伤肾，肾阳不足，肺失温煦，卫外不固；又肾阳不足，命门火衰，不能温化固摄水液，寒水上犯，以致清涕下注。

2. 西医病因

（1）遗传因素　过敏性鼻炎患者具有特应性体质，通常显示出家族聚集性。

（2）过敏原暴露　过敏原是诱导特异性 IgE 抗体并与之发生反应的抗原。

它们多来源于动物、植物、昆虫、真菌或职业性物质。其成分主要是蛋白质或糖蛋白，极少数是多聚糖。常见的过敏原有尘螨、花粉、动物皮屑、柳絮、皮革、部分食物等。过敏原主要分为吸入性过敏原和食物性过敏原。吸入性过敏原是引发过敏性鼻炎的主要原因。

【临床表现】

1. 鼻内刺痒

大多数患者鼻内发痒；花粉症患者可伴眼痒、耳痒和咽痒。

2. 阵发性喷嚏

每天数次阵发性打喷嚏，多在晨起或夜晚或接触过敏原后立刻发作。

3. 流清涕

大量清水样鼻涕，有时可不自觉从鼻孔滴下。

4. 鼻塞

间歇或持续，单侧或双侧，轻重程度不一。

【治疗单方】

1. 苍耳子

组成：苍耳子 30～40 个，麻油 30g。

用法：将苍耳子砸裂，加入麻油，用文火煎干，制成苍耳子油，每天滴鼻2～3 次。

主治：慢性鼻炎。

另有用苍耳子粉加乙醇浸泡 12 天，将沉淀细末和乙醇溶解物共同蒸干，制片，每片相当于生药 1.5g，治疗过敏性鼻炎，每次 2 片，每天 3 次，2 周为 1 个疗程；亦有用苍耳子焙干研细，和蜜为丸，治疗过敏性鼻炎，每次 3g，每天 3 次。

功效：发散风寒，通鼻窍，祛风湿，止痛。

2. 白蒺藜

组成：白蒺藜 30g。

用法：将白蒺藜捣碎，水煎服，代茶饮。

功效：平肝解郁，活血祛风，明目，止痒。

3. 牡丹皮

用法：10% 牡丹皮水煎剂，每晚服 50ml，10 天为 1 个疗程；另有用牡丹皮 1500g，水煎约 1 天，蒸缩成 2000ml，使之成乳白色，滴鼻，每天 3 次。

主治：过敏性鼻炎。

4. 鹅不食草

用法：吸少许鹅不食草细粉，每天数次，或用湿棉包药粉或油膏纱条塞鼻 30～60 分钟取出。

主治：对急、慢性鼻炎，肥厚性过敏性鼻炎等均有良效。

【治疗验方】

1. 苍耳散

组成：苍耳子 8g，辛夷仁 15g，白芷 30g，薄荷 1.5g。

用法：每服 6g，食后用葱茶清调服。

主治：鼻窦炎、过敏性鼻炎。

2. 孔昭立验方

组成：苍耳子 15g，黄柏 15g，金银花 15g，紫花地丁 30g，乌梅 10g，银柴胡 10g，甘草 10g，防风 12g，细辛 6g，白芷 6g，薄荷 6g，五味子 6g。

用法：水煎服，每天 2 次，早晚分服。

主治：过敏性鼻炎。

3. 林文森验方

组成：黄芪 30g，当归、赤芍药、香附、泽泻、路路通各 15g，乌梅、石苇、防风、甘草、柴胡、三棱、莪术、红花、辛夷各 10g。

用法：水煎服，每天 2 次，早晚分服。

主治：过敏性鼻炎。

◈ 【按摩治疗】

将双手鱼际摩擦至发热，按于鼻两侧，沿鼻根至迎香，往返按摩至局部有热感为止。亦可取迎香、上星、印堂等穴位。

◈ 【药膳】

1. 柏叶猪鼻汤

组成：猪鼻肉（刮毛、洗净）60g，生侧柏叶 30g，石斛 6g，柴胡 10g，蜂蜜 60g，30°米酒 30g。

做法：将猪鼻肉、生侧柏叶、石斛、柴胡放入砂锅中，加清水 4 碗煎取 1 碗，去渣取汁，冲入蜂蜜、30°米酒，和匀饮之。2~4 剂为 1 个疗程，连服 3~4 个疗程。

功效主治：消炎通窍，养阴扶正。对鼻炎有效。

2. 黄花鱼头汤

组成：鳙鱼头（胖头鱼）100g，大枣 15g，黄花 30g，白木 15g，苍耳子 10g，白芷 10g，生姜 3 片，植物油适量。

做法：将鳙鱼头洗净后用热油将两面稍煎待用；大枣去核、洗净，与黄花、白木、苍耳子、白芷、生姜一起放入砂锅内，与鱼头一起煎汤；待熟吃肉喝汤，亦可佐膳食用。

功效主治：扶正祛邪，补中通窍。主治慢性萎缩性鼻炎、感冒频繁、鼻炎动辄发作。

【预防】

1. 避免或减少接触花粉、尘埃、螨虫、动物皮毛等过敏原。注意观察，寻找诱因，棉絮、枕垫料、牛奶、鸡蛋、鱼虾及某些化妆品也可能是过敏原，应尽量去除或避免接触。

2. 锻炼身体，增强体质，防止受凉。

十、咽喉炎

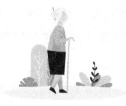

咽喉炎，是由病毒、细菌引起的一种疾病，以咽部红肿疼痛或干燥、异物感，或咽痒不适、吞咽不利等为主要临床表现，以咽部可见红肿、淋巴滤泡增生等为特征，可分为急性咽喉炎和慢性咽喉炎两种。通常为感冒后的并发症。慢性者通常由急性咽喉炎反复发作所致。临床表现以咽喉部不适、干燥、疼痛为主，常伴声音嘶哑。此病属中医"喉痹"范畴。

【病因】

1. 中医病因

（1）急性咽喉炎

① 风寒外侵，袭滞于咽：咽喉上通口鼻，内达肺胃。肺主卫表，若风寒之邪外袭，肺气不宣，营卫不和，邪气不能外达，壅结于咽而成风寒咽痹。

② 风热外侵，肺经蕴热：咽喉为肺胃之门户，为肺系所属。风热外邪侵入，从口鼻直袭于咽，邪热循肺系而犯脾，肺胃蕴热，邪热上灼于咽，发为风热咽痹。

③ 邪热传里，肺胃热盛：平素过食辛辣，肺胃功能失调，热毒蕴积，湿热内生，复因邪热传里，内外热毒交结，火毒湿热蒸腾，上灼于咽，则咽红肿疼痛甚。

（2）慢性咽喉炎

① 肺肾阴虚：素体肺肾阴虚，或因急咽痹反复发作，余邪留恋；或因刺激性气体、尘埃等燥热之邪，耗伤津液，致肺阴受损；或因房劳过度，久病失

养，肾阴亏虚，津液不足，虚火上炎，上蒸咽喉，发为慢咽痹。

②肝肾阴虚：肝肾同源，肝阴与肾阴互相转化，若七情所伤，耗伤精血，使肾阴损耗，不能上承于咽而为病。

③脾气虚弱：饮食不节，思虑劳累太过，或寒凉太过，致脾胃虚弱、清阳不升、咽失温养发为病。

④气血瘀滞：过食肥甘厚味，滋腻碍胃，郁滞气机；或情志不遂，肝失疏泄；或素体气虚，或久病损乏，气虚帅血无力，气血运行不畅，瘀滞于咽为病。

2. 西医病因

（1）病毒传染　病毒通过飞沫和密切接触而传染，以柯萨奇病毒、腺病毒、副流感病毒引起者最多，其次为鼻病毒、流感病毒等。

（2）细菌感染　细菌感染以链球菌、葡萄球菌和肺炎双球菌感染为主。其中以A组乙型链球菌引起者最为严重。细菌或毒素进入血液，甚或发生远处器官的化脓性病变，称为急性脓毒性咽喉炎。

（3）物理化学因素　物理化学因素如高温、粉尘、烟雾、刺激性气体等刺激咽喉，引起炎症反应。

【治疗单方】

1. 射干

组成：猪脂300g，射干150g。

用法：将猪脂炼油后，加入射干，用文火煎射干至焦黄，去药渣，冷却成膏，每次1匙（约5g）含服，每天4～5次，连服1个月。

主治：慢性咽喉炎。

2. 杏仁

组成：杏仁500g，红糖适量。

用法：将杏仁炒干、粉碎，加适量红糖搅匀口服，每次 6g，每天 3 次。

主治：慢性咽炎。

3. 虎掌草

组成：虎掌草全草 9～15g。

用法：煎水含漱。

主治：对喉炎有较好效果。

4. 鱼腥草

组成：鲜鱼腥草 60g，白糖适量。

用法：将鲜鱼腥草洗净捣烂，用米泔水 1 碗煮沸冲调，加适量白糖，每天 2 次。

主治：急性咽喉炎。

◈【治疗验方】

1. 射干汤

组成：当归 6g，升麻 3g，白芷 9g，射干、炙甘草、杏仁各 3g，水牛角 30g。

用法：水煎服，每天 1 剂。

主治：咽喉肿痛，不能饮食者。

2. 民间验方一

组成：生地黄 60g，玉竹 60g，桂枝 6g。

用法：分 2 次煎服，每天 1 剂。

主治：用于慢性咽喉炎。

3. 民间验方二

组成：金银花、麦冬各 10g，胖大海 2 枚。

用法：开水冲泡，代茶饮。

主治：用于慢性咽喉炎。

【点压治疗】

咽喉炎是中老年人的常见病，患病后疼痛难忍、吞咽困难。若点压左手无名指尖，可起到良好的止痛、消炎效果。

点压方法：用右手拇指和食指直接有节奏地点压左手无名指尖，坚持每天3次，饭前点压，每次点压 10～15 分钟，一般 3～4 天可见效。

【药膳】

1. 糖渍海带

组成：海带 300g，白糖适量。

做法：将海带洗净、切丝，用沸水烫一下捞出，加适量白糖腌 3 天，佐餐食用。

主治：用于慢性咽炎，咽有异物感者。

2. 梨子粳米粥

组成：梨 3 个，粳米 100g，冰糖 60g。

做法：将梨洗净后去皮、核，切成块；粳米淘洗净；将梨块、粳米同冰糖一起放入锅中，加适量清水煮成粥，食梨喝粥。每天 1～2 次，连服 3 天可见效。

功效主治：滋阴利咽。适用于声音嘶哑、咽痒作咳，或咽部有异物感等症。

3. 川贝雪梨

组成：雪梨 1 个，川贝母末 2～3g，冰糖 15g。

做法：将雪梨去皮、挖心，装入川贝母末，与入冰糖一同放入锅内，加适量水蒸熟，即可食之。

功效：养肺阴，清热化痰。

4. 罗汉果饮

组成：罗汉果半个，梨 1 个。

做法：将梨切碎捣烂，同罗汉果一起煎水，代茶饮。

功效：清肺利咽，生津润燥。

【预防】

1. 不要吸烟。烟雾中的有害物质会对咽喉产生刺激，损害咽黏膜而导致免疫力下降，引发炎症。

2. 避免粉尘。改善工作环境，加强自我保健。平时不去空气浑浊、污染较严重的地方，避免吸入过多的灰尘或微生物，必要时要戴上口罩。

3. 环境宜人。居家及办公室空气干燥、过冷、过热、过湿，都会降低咽部黏膜的防御能力，致使功能障碍，日久易引起慢性咽喉炎。因此，室内环境要有适宜的温度和湿度，注意通风，保持空气新鲜。

4. 护好口腔。坚持做到饭后漱口、晨起和晚睡前刷牙，保持口腔卫生清洁。不要过度用嗓，尤其是女教师月经期不要过度用嗓，不要引吭高歌，以免气流猛烈震动声带，导致声带疲劳或损伤。

5. 劳逸结合。生活无规律、经常熬夜、过度疲劳，可加重咽喉炎症状。因此，要做到起居有时，保证充足的睡眠。

6. 放松心身，精神愉悦。

7. 饮食调节。一日三餐宜定时定量，忌狼吞虎咽、暴饮暴食；膳食忌挑食偏食；饭菜宜热、烂、淡，忌冷、硬、咸；忌喝碳酸饮料、冰镇饮料、烈性白酒；宜多吃新鲜蔬菜、水果，忌吃煎炸熏烤及辛辣刺激的食物。

8. 动冻结合。坚持适度的有氧运动，秋季进行耐寒锻炼。将两者有机地结合起来，可增强心肺功能，提高机体对气候变化的适应能力和抵抗力，有效地防范疾病的发生。

十一、慢性心力衰竭

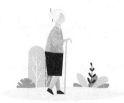

慢性心力衰竭是各种病因所致心脏疾病的终末阶段，是各种心脏结构或功能性损伤心室充盈和（或）射血能力的结果，是指持续存在的心力衰竭状态。心力衰竭是由于心肌梗死、心肌病、血流动力学负荷过重、炎症等任何原因引起的心肌损伤，造成心肌结构和功能的变化，最后导致心室泵血或充盈功能低下。临床主要表现为呼吸困难、乏力和水肿。

【病因】

1. 中医病因

中医学认为，病变由心气虚开始，向阳虚或阴虚方向发展，最终出现阴阳两虚。在病情发展的过程中可以出现水饮痰阻或血脉瘀阻等病理变化。痰饮、瘀血等病理变化产物又可以反过来影响气、血、阴、阳，进一步加重病情，外感、饮食失调、劳倦、情志所伤均可以诱发或加重本病。

（1）外感六淫　外感六淫之邪袭于肺，肺气壅塞不通、宣降失常，外不能宣发皮毛，内不能通调水道，日久致心阳受损，气血运行不畅，成痰成瘀。

（2）饮食不当　暴饮过量茶水，或夏暑及酒后恣饮冰水，或进食生冷之物，冷与热结，损伤脾气，脾虚不能为胃行其水谷精微达四肢百骸，聚而生痰。

（3）情志失调　忧思伤脾，脾虚气结，气结则津液不得输布，遂聚而为痰；郁怒伤肝，肝失疏泄，肝郁气滞，甚则气郁化火，灼津成痰。

（4）劳倦过度　适当的劳动是人们生活之必需，对人的健康有益，但过度的劳累、房劳过度易导致五脏受损。心力衰竭的患者心、脾、肾阳气本已虚损，如果过劳则极易使病情加重。

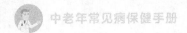

2. 西医病因

（1）原发性心肌损害 如冠心病、心肌梗死、心肌炎、糖尿病心肌病等。

（2）心脏负荷过重

① 压力负荷（后负荷）过重，如高血压、肺动脉高压、主动脉瓣狭窄、肺动脉瓣狭窄等。

② 容量负荷（前负荷）过重，如心脏瓣膜关闭不全、血液反流、动静脉分流性先天性心血管病等。

（3）其他诱因 如原有心脏病变加重或并发其他疾病、感染、心律失常、血容量增加、治疗不当、过度消耗或情绪激动等。

◈ 【临床表现】

1. 左心衰竭

（1）症状 劳力性呼吸困难、端坐呼吸、夜间阵发性呼吸困难、急性肺水肿；咳嗽、咳白色浆液性泡沫痰、咯血；乏力、疲倦、头晕、心慌；少尿及肾功能损害症状。

（2）体征 可闻及肺部湿啰音；心脏体征可见心脏扩大，听诊可闻及肺动脉瓣区第二心音亢进及舒张期奔马律。

2. 右心衰竭

（1）症状 消化道症状（腹胀、恶心、呕吐、食欲减退等）；劳力性呼吸困难。

（2）体征 出现水肿；颈静脉征（颈动脉搏动增强、充盈、怒张，肝颈静脉反流征阳性）；肝脾肿大，伴压痛；心脏体征可闻及因右心室显著扩大而出现的三尖瓣关闭不全的反流性杂音。

3. 全心衰竭

右心衰竭继发于左心衰竭形成全心衰竭，右心衰竭的出现使阵发性呼吸困难减轻，肺淤血症状不是非常严重。

【治疗单方】

1. 万年青根

用法：用鲜万年青根 15～30g，水煎服，每天 1 剂，分 3 次服。病情好转后，逐渐减少剂量，以至停服。

功效：清热解毒，强心利尿，凉血止血。

2. 玉米须

用法：用玉米须 30g，水煎服，每天 1 剂，分 3 次服。

功效：利尿消肿，清肝利胆。

3. 玉竹

用法：用玉竹 20g，水煎服，每天 1 剂，分 3 次服。

功效：养阴润燥，生津止渴。

4. 北五加皮

用法：将北五加皮研细末，吞服，每次 1～2g，每天 3 次。

功效：利水消肿，祛风湿，强筋骨。

 【治疗验方】

1. 心病金方之心力衰竭方 8

组成：附子（先煎 3 小时）15～30g，党参 24g（或人参 6g），桂枝 9g，川芎 12g，赤芍 15g，红花 6g，葶苈子 12g，车前子 30g，炙甘草 9g。

用法：上方每天 1 剂，浓煎成 200ml，分 3 次服，7～10 天为 1 个疗程；

有效者，休息1天后再服1～2个疗程。心力衰竭纠正后，改用归脾汤、生脉散或香砂六君子汤调理善后。

功效主治：温阳益气，活血利水。主治充血性心力衰竭。

2. 民间验方

组成：黄芪10～15g，党参10～15g，泽兰10～15g，益母草15～30g，炮附子10g，法半夏10g，大腹皮10g，北五加皮5g，生姜5g，茯苓15g。

用法：上药加水适量，煎煮2次，将药液兑匀，分2次服，每天1剂。

功效：温阳活血，利水消肿。

3. 血府逐瘀汤

组成：当归20g，生地黄15g，桃仁、赤芍、红花、枳壳、柴胡、桔梗、川芎、川牛膝各10g，甘草5g。若见肢冷、尿少、浮肿明显则加附子、车前子、猪苓、干姜各10g；气虚心烦失眠者加党参、黄芪、夜交藤、酸枣仁各15g。

用法：水煎服，每天1剂，分3次服用。

功效主治：活血化瘀通络。由肺心病所致的顽固性心力衰竭。

4. 附葶生脉汤

组成：炮附子（先煎）、五味子、炙甘草各10g，葶苈子、麦冬、丹参各15g，西洋参（另炖）6g，茯苓30g，白术12g。水肿明显者加车前子30g、泽泻15g；喘甚者加紫苏子10g、蛤蚧粉6g；胸闷胀痛者加瓜蒌15g、薤白10g；内有郁热者加黄芩10g、白果15g。

用法：水煎服，每天1剂，2次/天。7天为1个疗程。

功效主治：温阳利水，益气养阴，强心平喘。主治慢性肺心病合并心力衰竭。

【穴位治疗】

可针刺内关、间使、郗门、曲泽等穴位。耳针可选心、内分泌、交感、神门等穴位。艾灸可选神阙、命门、关元，用艾条隔附子饼灸。

【药膳】

1. 人参粥

组成：人参 5g，粳米 100g，生姜 5 片。

做法：人参用清水浸泡，粳米淘净，一起放入锅中，加适量水和生姜共煮成烂粥，饮食。

功效主治：益气强心。主治老年人慢性心力衰竭，症见心悸气短、自汗乏力。

2. 味子麦冬炖猪心

组成：猪心 1 个，五味子 5g，麦冬 20g。

做法：猪心冲净淤血、切小块，放入锅中，加适量水与五味子、麦冬同炖至烂熟，去五味子和麦冬后，调味饮汤食肉。

功效主治：补心阴，益心气。主治老年人慢性心力衰竭，症见心悸怔忡、失眠多梦、自汗。

3. 肉桂益母红糖汤

组成：党参 20g，益母草 30g，肉桂 10g，红糖 15g。

做法：将党参、益母草、肉桂（后下）水煎 2 次，去渣取汁，加红糖熬化。每天 1 剂，分 3 次饮服，连用 1 周以上。

功效主治：温补心肾，活血利水。主治心肾阳虚兼瘀血型心力衰竭，症见心悸，喘息不能平卧，颜面及肢体浮肿，或伴胸腔积液、腹水，脘痞腹胀，形寒肢冷，舌质淡、体胖大，苔白润，脉沉弱或结代。

【预防】

1.休息。休息是减轻心脏负荷的主要方法。适当的休息在心功能不全的治疗上有极重要的意义，但不必要长期卧床，否则可能会引起其他系统的疾病。此外，胃肠道的适当休息也很重要，因为消化时胃肠道内血流量的增加会加重心脏的负荷，所以少量、多餐、较饱食更为合理。

2.防治病因，控制或消除诱因。本病多是由其他疾病发展而来的，因此防治原发病是治疗本病的重要措施之一。据报道，89.8％的心力衰竭有诱因，只有10.2％无诱因。诱因主要有感染、风湿热、体力劳动、情绪激动、停用药物、心律失常、妊娠、分娩等。

十二、动脉粥样硬化

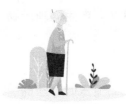

动脉粥样硬化是动脉硬化的血管病中常见的最重要的一种，其特点是受累动脉病变从内膜开始。一般先有脂质和复合糖类积聚、出血及血栓形成、纤维组织增生及钙质沉着，并有动脉中层的逐渐蜕变和钙化，病变常累及弹性及大中等肌性动脉。一旦发展到足以阻塞动脉腔，则该动脉所供应的组织或器官将缺血或坏死。由于在动脉内膜积聚的脂质外观呈黄色粥样，因此称为动脉粥样硬化。

【病因】

1. 中医病因

中医认为"心主血脉""心为君主之官"，心有推动血液循环的作用。动脉粥样硬化的发生主要是由年老体虚或先天禀赋不足，心主血脉功能失调，血脉不充，心脉失养，血脉瘀阻，痰瘀互结，心脉通行受阻等引起，并且饮食失调、情志内伤、嗜烟喜酒等均可诱发或加重本病。本病以虚为主，为本虚标实证。归纳其主要病因病机不外乎内、外二因致虚两条途径。

（1）内因致虚　患病者多为先天禀赋不足或年老体虚，脏腑功能失调，而致心气虚。心主血脉，心气是维持血液正常运行的主要动力，心气不足，气血运行不畅，痰瘀互结于脉络。

（2）饮食失调，情志内伤　饮食不节，嗜食肥甘厚味，脂质食入过多，损伤脾胃，脾胃虚弱以致运化失司，水湿津液停滞，聚而生痰，痰阻脉络，可致本病。再者，情志内伤可致肝气郁滞，气郁化火，郁火上炎，火灼络脉，久而蕴毒，瘀积脉道日久，产生病理产物——痰、瘀等，阻滞脉道。

2. 西医病因

（1）高血压　高血压时，动脉壁承受较高的压力，内皮细胞损伤，低密度脂蛋白胆固醇（LDL-C）易于进入动脉壁，并刺激平滑肌细胞增生，引发动脉粥样硬化。

（2）高血脂　动脉粥样硬化常见于高胆固醇血症。

（3）吸烟　吸烟可使血中高密度脂蛋白胆固醇（HDL-C）的原蛋白量降低、血清胆固醇含量增高，以致易患动脉粥样硬化。

（4）糖尿病和糖耐量异常　糖尿病和糖耐量异常者动脉粥样硬化发病率升高。

（5）肥胖　肥胖可致血浆三酰甘油及胆固醇水平增高。

（6）家族史、年龄、性别　40岁以上中老年人多见，女性在绝经期前发病率低于男性。

【临床表现】

1. 一般表现

可出现脑力和体力衰退。

2. 主动脉粥样硬化

大多无特异症状。叩诊可发现胸骨柄后主动脉浊音区增宽。可形成主动脉瘤。

3. 冠状动脉粥样硬化

可引起心绞痛、心肌梗死和心肌纤维化等。

4. 脑动脉粥样硬化

可造成血管狭窄、脑供血不足或局部血栓形成，引起眩晕、头痛与晕厥、呕吐、意识突然丧失等，进而引起脑血管意外。

5. 肾动脉粥样硬化

可引起顽固性高血压。若肾动脉血栓形成，则可引起肾区疼痛、尿闭及发热等。

6. 肠系膜动脉粥样硬化

可引起消化不良、肠道张力减低、便秘、腹痛等不适。严重者，出现肠壁坏死时可有麻痹性肠梗阻和休克等。

7. 四肢动脉粥样硬化

以下肢动脉多见。因血供障碍可出现下肢发凉、麻木和间歇性跛行等。

◈【治疗单方】

1. 毛冬青

用法：用毛冬青 60g，水煎服，每天 2 次，10 天为 1 个疗程。
功效：清热解毒，活血通络。

2. 丹参

用法：丹参提取物制成的丹参注射液，每支 2ml（含丹参生药 3g），肌内注射，每次 2~4ml，每天 1~2 次，2~4 周为 1 个疗程。
功效：活血祛瘀，通经止痛，清心除烦，凉血消痈。

3. 瓜蒌

用法：瓜蒌浸膏制成的片剂，每片含全瓜蒌生药 2.6g，每天 3 次，1 个月为 1 个疗程。

功效：润肺化痰，散结，滑肠。

4. 葛根素

用法：由葛根提取物制成的注射液，每支 2ml（含葛根素 0.2g），每次取 2～3 支加入 5％葡萄糖液 250ml 中静脉滴注，每天 1 次，10～15 天为 1 个疗程。

功效：退热，镇静，增加冠状动脉血流量。

【治疗验方】

1. 瓜蒌薤白半夏汤

组成：瓜蒌实 12g，薤白 9g，半夏 12g，白酒适量。
用法：水煎服，每天 1 剂，2 次/天。
主治：动脉硬化、冠心病由痰浊阻气、胸阳不振、气机不畅所致者。

2. 蒲辅周验方

组成：西洋参 4.5g，制川附子 3g，白芍 6g，炙龟甲 15g，云茯苓 6g，山茱萸 3g，枸杞子 6g，怀牛膝 9g，杜仲 9g。
用法：水煎服，每天 1 剂，2 次/天。
主治：头晕胸闷，周身乏力，动脉硬化属肾气已衰、中气不强、心气不足型。

3. 李斯炽验方

组成：女贞子 12g，墨旱莲 12g，白芍 12g，丹参 12g，柏子仁 9g，钩藤

12g，牡蛎 12g，玉竹 12g，麦冬 9g，菟丝子 9g，牛膝 9g，天花粉 12g，茯苓 9g，甘草 3g。

用法：水煎服，每天 1 剂，2 次/天。

主治：动脉硬化；症见心慌胸闷，气紧；稍动心率即增至 120 次/分，平素也在 100 次/分左右；头眼昏花，腰间酸胀，腿膝疼痛，小便量少，睡眠欠佳，睡醒后觉手指发麻。

4. 绞股蓝总苷片

用法：口服，每次 2～3 片，每天 3 次。

主治：高脂血症、动脉硬化，而见有心悸气短、胸闷肢麻、眩晕头痛、健忘耳鸣、自汗乏力、脘腹胀满等心脾气虚、痰阻血瘀证者。

5. 脂必妥片

用法：每次 3 片，每天 3 次。

主治：用于高脂血症、动脉粥样硬化及由此引起的头晕、头痛、胸闷、胸痛、肢体麻木、舌质紫暗或有瘀点等。

【穴位治疗】

1. 针灸疗法

心血瘀阻者，可针刺心俞、膻中、膈俞、血海、巨阙；痰浊阻滞者，可针刺足三里、丰隆、脾俞、肺俞。

2. 推拿疗法

心血瘀阻者，揉擦涌泉，按摩内关、合谷、膻中、足三里等，后按心前区、天池、灵墟等穴位 12 分钟，再按背部心俞 4 分钟。

◈ 【药膳】

1. 黑芝麻桑椹糊

组成及做法：黑芝麻、桑椹各等份，加米适量，同入砂盘捣烂待用。每次取适量加入沸水中，煮成糊状食用。亦可加少许白糖。

功效：补益肝肾，益智防衰。

2. 荷叶瘦肉饭

组成及做法：荷叶 5 张（裁成 10 块），猪瘦肉 250g，大米 250g。将大米捣碎，与猪瘦肉（切片）拌匀，加少许食盐。用荷叶包好蒸熟食之。

功效：荷叶清香升散；本品具有消暑利湿、健脾升阳、散瘀止血的功效。

◈ 【预防】

1.合理安排膳食。年过 40 岁者即使血脂不增高，也应避免经常食用过多的动物性脂肪和含饱和脂肪酸的植物油，如肥肉、猪油、骨髓、奶油及其制品、椰子油、可可油等；避免多食含胆固醇较高的食物，如肝、脑、肾、肺等动物内脏，鱿鱼、牡蛎、墨鱼、鱼子、虾子、蟹黄、蛋黄等。若血脂持续增高，应食用低胆固醇、低动物性脂肪食物，如各种瘦肉，鸡、鸭、鱼肉，豆制品等。

2.适当进行体力劳动和体育活动。参加一定的体力劳动和体育活动，对预防肥胖、锻炼循环系统的功能和调整血脂代谢均有裨益，是预防本病的一项积极措施。体力活动应根据原来的身体情况、体力活动习惯和心功能状态来规定，以不过多增加心脏负担和不引起不适感觉为原则。体育活动可循序渐进，不宜勉强做剧烈活动，对老年人提倡散步（每天 1 小时，分次进行）、做保健体操、打太极拳等。

3.合理安排工作和生活。生活要有规律，保持乐观、愉快的情绪，避免过度劳累和情绪激动，注意劳逸结合，保证充分睡眠。

4.提倡不吸烟、不饮烈性酒或大量饮酒。

5.积极治疗与本病有关的疾病，如高血压、高脂血症、痛风、糖尿病、肝病、肾病综合征和有关的内分泌疾病等。

十三、原发性高血压

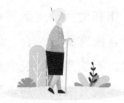

原发性高血压是以体循环动脉压升高为主要临床表现的心血管综合征。

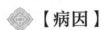 【病因】

1. 中医病因

中医将原发性高血压病归为"眩晕""头痛"范畴。中医认为情志失调伤肝，可出现肝阳上亢型高血压。先天不足或生活失节致肾阴虚，出现阴虚阳亢型高血压。忧思劳倦伤脾或劳心过度，心脾受损，致痰浊上扰，土壅木郁，肝失条达而成高血压；或脾阴不足，血失濡养，肺失肃降，肝气横逆而发高血压。

2. 西医病因

（1）遗传因素　原发性高血压是一种多基因遗传性疾病，具有明显的家族聚集性。

（2）高钠、低钾膳食　人群中，钠盐（氯化钠）摄入量与血压水平和高血压患病率呈正相关，而钾盐摄入量与血压水平呈负相关。膳食钠/钾比值与血压的相关性甚至更强。

（3）超重和肥胖　身体脂肪含量与血压水平呈正相关。人群中体重指数（BMI）与血压水平呈正相关，BMI 每增加 $3kg/m^2$，4 年内发生高血压的风险，男性增加 50％，女性增加 57％。身体脂肪的分布与高血压发生也有关，腹部脂肪聚集越多，血压水平越高。

（4）吸烟饮酒　吸烟可使交感神经末梢释放去甲肾上腺素而使血压增高。过量饮酒也是高血压发病的危险因素，人群高血压患病率随饮酒量增加而升高。虽然少量饮酒后短时间内血压会有所下降，但长期少量饮酒可使血压轻度升高；过量饮酒则使血压明显升高。

（5）精神因素　长期精神过度紧张也是高血压发病的危险因素。长期从事高度精神紧张工作的人群高血压患病率增加。

（6）药物影响　避孕药、激素、消炎止痛药等均可影响血压。

（7）其他危险因素　高血压发病的其他危险因素包括年龄、缺乏体力活动等。

【临床表现】

1. 症状

早期可能无症状或症状不明显，常见的是头晕、头痛、颈项板紧、疲劳、心悸等。仅仅会在劳累、精神紧张、情绪波动后发生血压升高，并在休息后恢复正常。缓进型高血压常见的临床症状有头痛、头晕、注意力不集中、记忆力减退、肢体麻木、夜尿增多、心悸、胸闷、乏力等。急进型高血压和高血压危重症的临床表现为当血压突然升高到一定程度时会出现剧烈头痛、呕吐、心悸、眩晕等症状，严重时会发生神志不清、抽搐，多会在短期内发生严重的心、脑、肾等器官的损害和病变，如脑卒中、心肌梗死、肾衰竭等。

2. 体征

正确测量血压，血压升高时观察有无库欣病面容、神经纤维瘤性皮肤斑、甲状腺功能亢进性突眼征或下肢水肿。听诊颈动脉、胸主动脉、腹部动脉和股动脉有无杂音。

【治疗单方】

1. 钩藤

用法：钩藤 30g，加水 100ml，水煎 10 分钟，分早、晚口服，每天 1 剂，30 天为 1 个疗程。若煎煮超过 20 分钟则降压作用不明显。

功效：息风定惊，清热平肝。

2. 桑寄生

用法：桑寄生 15g，水煎服，每天 1 剂，分 3 次服，30 天为 1 个疗程。

功效：补肝肾，强筋骨，除风湿，通经络，益血，安胎。

3. 马兜铃

用法：马兜铃 15g，加水 500ml，煎至 250ml，分 3 次饭后服，15 天为 1 个疗程。

功效：清肺降气，止咳平喘，清泄大肠。

4. 罗布麻叶

用法：罗布麻叶 3～6g，开水泡，代茶饮。

功效：清泻肝火，平肝息风。

【治疗验方】

1. 半夏白术天麻汤

组成：半夏 9g，天麻、茯苓、橘红各 6g，白术 15g，甘草 3g，生姜 1 片，大枣 2 枚。

用法：水煎服，每天 1 剂，每天 2 次。

功效主治：化痰息风，健脾祛湿。主治风痰上扰证。

2. 八味降压汤

组成：何首乌 15g，白芍 12g，当归 9g，川芎 5g，炒杜仲 18g，黄芪 30g，黄柏 6g，钩藤 30g。

用法：每天 1 剂，先将药物用适量水浸泡 1 小时左右，煎 2 次，首煎 10～15 分钟，以只留药物的易挥发成分；二煎 30～50 分钟（小火）。煎好后将两汁混合，总量为 250～300ml，分 2～3 次，饭后 2 小时左右温服。

功效主治：益气养血，滋阴泻火。凡表现为阴血亏虚、头痛、眩晕、神疲乏力、耳鸣、心悸等症状的原发性高血压、肾性高血压，以及更年期综合征、心脏神经官能症等，均可用本方治疗。

3. 益心健脑汤

组成：黄芪 30～60g，葛根 15～30g，桑寄生 15～30g，丹参 20～40g，生山楂 9～15g，川芎 6～9g。

用法：水煎服，每天 1 剂，每天 2 次。

功效主治：益气活血，养心健脑。主治气虚血瘀之冠心病、高血压、脑栓塞、脑血栓形成、脑动脉硬化以及心律失常、高脂血症等心脑血管疾病。

4. 牛黄降压丸

用法：蜜丸，每次 1～2 丸，每天 1 次。

主治：肝阳上亢之眩晕等。

【其他治疗】

1. 药枕疗法

杭菊花 500g，荷叶 300g，草决明 300g，白矾 300g，槐米 200g，青葙子

200g，山楂核 200g，川芎 200g，白芷 50g。

2. 针刺疗法

可针刺曲池、合谷、内关、足三里、三阴交等穴。

【药膳】

1. 夏枯草煲猪肉

组成：夏枯草 20g，桑椹 20g，牡蛎 20g，猪瘦肉 250g，酱油、糖、盐等各适量。

做法：将夏枯草及牡蛎煎汁；猪瘦肉切块；将煎汁与猪瘦肉一起放入锅中，用文火煲汤，至七成熟时，加入桑椹及酱油、盐、糖等调料，继续煮至肉烂熟，汁液收浓即成，吃肉及桑椹。

功效：清肝热，散郁结，降血压。

2. 海参淡菜猪瘦肉汤

组成：淡菜 40g，海参（鲜）100g，猪瘦肉 200g，海带（干品）10g，盐适量。

做法：将淡菜洗净；海参切段；瘦猪肉切小方块；海带泡发，洗净，切丝备用。将淡菜、瘦猪肉块放入锅内，加水，先用武火煮沸后改用文火，炖至七成熟时，加海参、海带及适量盐，至全熟为止。

功效：补肝肾，益精血。

【预防】

1. 劳逸结合，避免过度劳累和紧张，保持足够的睡眠，生活有规律，使大脑皮层建立正常的工作秩序，进行适当的体育锻炼，如散步、太极拳、八段锦等，可使末梢血管阻力降低，心脏每分输出量减少，因而产生降压效应。

2.保持心情愉快，切忌过于激动。

3.戒除烟酒。定期进行健康检查，早发现，早治疗。尤其有高血压家族史者更应注意提高警惕，防患于未然。

十四、高脂血症

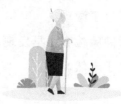

高脂血症是指血脂水平过高。其可直接引起一些严重危害人体健康的疾病，如动脉粥样硬化、冠心病、胰腺炎等。多数患者并无明显症状和异常体征，不少人是由于其他原因进行血液生化检验时才发现有血浆脂蛋白水平升高。

【病因】

1. 中医病因

（1）过食甘肥　醇酒厚味会致脾胃运化失职，水谷肥甘之物不能化生气血，生痰生湿而成。

（2）脾失健运　膏脂的生成与转运皆有赖于脾的健运。若脾胃虚弱，脾失健运，则水谷精微失于输布，易致膏脂输化障碍而成高脂血症。

（3）肝失疏泄　思虑伤脾，郁怒伤肝，肝侮乘脾，脾失健运，聚湿生痰；或肝郁化火，烁津为痰，清浊不分，脂浊内聚，血脂增高。

（4）肾失气化　肾主水，主津液，具有主持和调节人体津液代谢的作用。肾虚则津液代谢失调，痰湿内生，凝聚为脂。

（5）痰浊瘀阻　高脂血症以脏腑功能失调为本，痰浊瘀血为标。痰瘀是肝脾肾功能失调的病理产物，是高脂血症的病理基础。

2. 西医病因

（1）原发性　与先天性和遗传因素有关，是由于单基因缺陷或多基因缺陷，使参与脂蛋白转运和代谢的受体、酶或载脂蛋白异常所致；或由于环境因素（饮食、营养、药物）和通过未知的机制而致，若嗜食高胆固醇、高饱和脂肪酸食物，体重增加，血脂易升高。

（2）继发性　继发于许多代谢性疾病（糖尿病、高血压、黏液性水肿、甲状腺功能低下、肥胖、肾上腺皮质功能亢进等），或与其他因素如年龄、性别、季节、饮食、饮酒、吸烟、运动、精神紧张、情绪等有关。

 【临床表现】

1.脂质在真皮内沉积所引起的黄色瘤。
2.脂质在血管内皮沉积引起动脉粥样硬化，引发冠心病和周围血管病。
3.角膜弓、脂血症眼底改变。
4.引起急性胰腺炎、游走性多关节炎。

【治疗单方】

1. 枸杞子

用法：枸杞子干品 30g，洗净后用温开水冲泡，饮水食果。
功效：滋肾润肺，补肝明目。

2. 大黄

用法：将大黄切片晒干，粉碎。第 1 周服大黄粉末 0.25g/次，每天 4 次；第 2 周服 0.25g/次，每日 3 次。1 个月为 1 个疗程。
功效：泻热毒，破积滞，行瘀血。

3. 黄连

用法：每天用黄连 5～10g，开水浸泡后代茶饮，30 天为 1 个疗程。

功效：清热燥湿，泻火解毒。

4. 茶色素

用法：茶色素 125mg 口服，每天 3 次，连续服用 4 周。

功效：茶色素具有抗脂质过氧化、增强免疫功能、双向调节血压血脂、抗动脉粥样硬化、降低血黏度、改善微循环等作用。

【治疗验方】

1. 民间验方一

组成：葛根 10g，杏仁 10g，冬瓜子 10g，何首乌 10g，三七 10g，丹参 15g，赤芍 8g，半夏 8g，没药 5g。

用法：每天 1 剂，水煎 2 次，将两次药液混合，分 2 次服。连服 3 周为 1 个疗程，停服 1 周，继续服第 2 个疗程。

功效：化痰利湿，活血祛浊。

2. 民间验方二

组成：杭菊花 40g，白术 10g，防风 10g，人参 3g，茯苓 3g，牡蛎 3g，当归 3g，川芎 3g，矾石 3g。

用法：水煎服，每天 1 剂；症状缓解后将本方制成散剂，每次服 5g，每天 3 次。连服 2 个月为 1 个疗程，一般服 3 个疗程。

功效：益气活血，降脂化浊。

3. 降脂汤

组成：生山楂 30g，制何首乌 30g，杭菊花 20g，女贞子 20g，生大黄（后下）6g。

用法：水煎取汁 500ml，每次服 20ml，每天服 3 次，连服 30 天为 1 个疗程，一般服 2 个疗程。

功效：补肝肾，化浊降脂。

4. 民间验方三

组成：党参 12g，茵陈 12g，茯苓 12g，白术 10g，苍术 10g，僵蚕 10g，虎杖 10g，生山楂 24g，大黄 6g。

用法：水煎服，每天 1 剂，分 3 次服。

功效：清热，祛湿，降浊。

◈【其他治疗】

1. 药枕疗法

野菊花 500g，艾绒 200g，夜交藤 100g，牡丹皮 30g，枸杞子 30g，山海螺 30g，虎杖 30g，白芷 30g，樟脑 5g。研细末，加香精少许、箬壳丝 500g。

2. 运动疗法

练习八段锦、太极拳等，增加体力活动，促进能量代谢。

◈【药膳】

1. 玉米粉粥

组成：粳米 100g，玉米粉适量。

做法：将粳米煮至开花后，调入适量玉米粉，使粥成稀糊状。每日三餐可温热服食。宜现煮现食，不可久留。

功效：降脂，降压。

2. 荷叶粥

组成：新鲜荷叶 1 张，粳米 100g，冰糖适量。

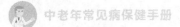

做法：用新鲜荷叶1张，洗净煎汤；再用荷叶汤同粳米、冰糖少许煮粥。可供早晚餐或夏季解暑饮用，温热服食。

功效：解暑热，清头目，止血。

3. 仙人粥

组成：制何首乌30～60g，粳米100g，大枣3～5枚，红糖适量。

做法：用制何首乌煎取浓汁，同粳米、大枣一起放入砂锅内煮粥，粥将成时，放入红糖适量以调味，再煮一二沸即可。7～10天为1个疗程，每天1～2次，间隔5天再服，也可随意食用，不受疗程限制。食用此粥期间，忌吃葱蒜。

功效主治：补益精血，延年益寿。适用于肝肾亏损，须发早白，头昏耳鸣，腰膝软弱，大便干结，以及高脂血症、冠心病、神经衰弱、高血压等病患者。

4. 决明子粥

组成：决明子10～15g，白菊花10g，粳米100g，白糖适量。

做法：取决明子炒至微有香气时，与白菊花煎取汁，然后加入粳米、白糖，煮成稀粥，每天1次，稍温服食，5～7天为1个疗程。决明子粥在春、夏季服食比较好，特别是夏天还可以作为清凉饮料食用。大便溏泄或血虚眩晕者不宜多服。

功效主治：清肝明目，通便。对目赤红肿、畏光多泪、高血压、高脂血症、习惯性便秘等症效果明显。

【预防】

1. 首先要控制能量的摄入，提倡吃复合糖类；少吃葡萄糖、果糖和蔗糖，这类糖属于单糖，易引起血脂升高。

2. 限制脂肪的摄入，烹调时，选用植物油。可多吃海鱼，因为海鱼中含有不饱和脂肪酸，能使胆固醇氧化，降低血浆中胆固醇水平，还可延长血小板的凝聚、抑制血栓形成、防止卒中；还含有较多的亚油酸，可增加微血管的弹性。

3.多吃含钾高而含钠低的食品，如土豆、茄子、海带。多吃含钙高的食品，如牛奶、酸奶、虾皮。

4.适量摄入蛋白质，高脂血症患者每天蛋白质的量以 1g/kg 体重为宜。每周吃二三次鱼类蛋白质，可改善血管弹性和通透性。

5.适量运动可促进血液循环，能改善肌肉、骨骼和关节僵硬。适量运动可以增强心肺功能，改善胰岛素抵抗，减轻体重，降低 TG 与 TC 的水平，升高 HDL-C 水平。运动还能增加食欲，促进肠胃蠕动，预防便秘，改善睡眠。养成持续运动的习惯，最好进行有氧运动，如散步、慢跑、打太极拳、骑自行车和游泳等。

6.戒烟。吸烟可升高 TG 与 TC 水平，降低 HDL-C 水平；长期大量吸烟还会促使大动脉粥样硬化、小动脉内膜逐渐增厚，使整个血管逐渐硬化。同时由于吸烟者血液中一氧化碳血红蛋白含量增多，加速了动脉粥样硬化的形成。因此，血脂正常的人戒烟可预防高脂血症的发生，高脂血症患者更应该戒烟。

7.保持心理平衡。患者可通过改变自己的行为方式，培养对自然环境和社会的良好适应能力，避免情绪激动及过度紧张、焦虑，遇事要冷静、沉着；当有较大的精神压力时应设法释放，向亲朋倾诉或参加轻松愉快的业余活动，加强自我心理调节。

十五 失眠症

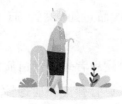

失眠是指患者对睡眠时间和（或）质量不满足并影响日间社会功能的一种主观体验。

 【病因】

1. 中医病因

失眠的病因虽多，但以情志所伤、饮食不节或气血亏虚等内伤病因为主。

（1）情志所伤　或由情志不遂，肝气郁结，肝郁化火，邪火扰动心神，致心神不安而不寐；或由思虑太过，损伤心脾，心血暗耗，神不守舍，脾虚生化乏源，营血亏虚，不能奉养心神。

（2）饮食不节　脾胃受损，宿食停滞，壅遏于中，胃气失和，阳气浮越于外，而卧寐不安，即胃不和则卧不安也；或由过食肥甘厚味，酿生痰热，扰动心神而不眠。

（3）气血方虚　病后、年迈久病血虚，产后失血，年迈血少等，引起心血不足，心失所养，心神不安而不寐。

（4）禀赋不足，心虚胆怯　素体阴盛，兼因房劳过度，肾阴耗伤，不能上奉于心，水火不济，心火独亢；或肝肾阴虚，肝阳偏亢，火盛神动，心肾失交而神志不宁。

2. 西医病因

（1）原发性失眠　通常缺少明确病因，或在排除可能引起失眠的病因后仍遗留失眠症状，主要包括心理生理性失眠、特发性失眠和主观性失眠 3 种类型。原发性失眠的诊断缺乏特异性指标，主要是一种排除性诊断。当可能引起失眠的病因被排除或治愈以后，仍遗留失眠症状时即可考虑为原发性失眠。心理生理性失眠在临床上发现其病因都可以溯源为某一个或长期事件对患者大脑边缘系统功能稳定性的影响，边缘系统功能的稳定性失衡，最终导致了大脑睡眠功能的紊乱，发生失眠。

（2）继发性失眠　包括由于躯体疾病、精神障碍、药物滥用等引起的失眠，以及与睡眠呼吸紊乱、睡眠运动障碍等相关的失眠。失眠常与其他疾病同时发生，有时很难确定这些疾病与失眠之间的因果关系，故近年来提出共病性失眠的概念，用以描述那些同时伴随其他疾病的失眠。

 【临床表现】

1. 睡眠过程的障碍

入睡困难、睡眠质量下降和睡眠时间减少。

2. 日间认知功能障碍

记忆功能下降、注意功能下降、计划功能下降从而导致白天困倦、工作能力下降，在停止工作时容易出现日间嗜睡现象。

3. 大脑边缘系统及其周围的自主神经功能紊乱

心血管系统表现为胸闷、心悸、血压不稳定、周围血管收缩扩展障碍；消化系统表现为便秘或腹泻、胃部闷胀；运动系统表现为颈肩部肌肉紧张、头痛和腰痛。情绪控制能力减弱，容易生气或者不开心。男性容易出现阳痿，女性常出现性功能减退等表现。

4. 其他系统症状

容易出现短期内体重下降、免疫功能减退和内分泌功能紊乱。

◈【治疗单方】

1. 苦参

用法：用苦参 10～30g，水煎，分 2 次服，连用 3～7 天。

功效主治：苦参入心经，具有清心热、安心神之效。常用治心经有热或肝郁化火所致不寐者。苦参含氧化苦参碱、黄酮类、苦参醇等生物碱，有麻痹和抑制中枢神经的作用。本品大剂量偶见中毒现象，因此量大时须谨慎，孕妇及体弱患者慎用或不用。

2. 徐长卿

用法：将徐长卿研粉，装胶囊，每次 3g，每天 3 次，连服 1 个月；或将徐长卿全草研粉，每次 10～15g，每天 2 次冲服。

功效：对神经衰弱等引起的顽固性失眠有效。

3. 萱草

用法：萱草，又名金针菜、黄花菜、忘忧草，性味甘、平，无毒，是常用食品。每天 30g，每天 2 次，水煎服或食用，连用 1 个月。

功效：萱草花含糖类、多种维生素及酶类，对过劳积伤、忧愁太过、夜不能寐、肝郁气滞、神志不清、肾虚腰酸、耳鸣以及小便短少、疼痛或尿血等症有很好的辅助疗效。

4. 酸枣仁

用法：将酸枣仁炒熟研为细末，睡前冲服 1.5～3g。

功效主治：具有养心补肝、宁心安神、敛汗、生津之功效。适用于虚烦不眠、惊悸多梦、体虚多汗、津伤口渴等症。

【治疗验方】

1. 伍肿自拟疏肝安神汤

组成：柴胡、木香各 9g，白芍、丹参各 12g，檀香、五味子各 6g，玉竹、熟酸枣仁各 20g，夜交藤、生龙骨、牡蛎各 30g。心烦口苦者加栀子、黄芩各 8g；痰多胸闷者加陈皮、胆南星各 9g，去玉竹、五味子；口干便秘者加生地黄、玄参各 12g；易惊醒者加琥珀粉 4g，冲服。

用法：水煎服，每天 1 剂，7 天为 1 个疗程。

主治：肝气不舒、心神失养所致失眠。

2. 百合地黄汤合二至丸加减

组成：生地黄 12g，百合 30g，酸枣仁 20g，炙远志 10g，五味子 10g，女贞子 10g，墨旱莲 20g，龙齿 10g，珍珠母 30g。

用法：水煎服，每天 1 剂，每天 2 次。

主治：心阴亏虚、神魂失养之失眠。

3. 黄连温胆汤加减

组成：竹茹 10g，枳实 10g，陈皮 10g，法半夏 15g，茯神 15g，黄连 6g，牡丹皮 10g，栀子 10g，珍珠母 30g，炙甘草 6g。

用法：水煎服，每天 1 剂，每天 2 次。

主治：虚热内扰之失眠。

4. 血府逐瘀汤加减

组成：当归 12g，柴胡 10g，生地黄 10g，川芎 10g，赤芍 10g，枳壳 10g，桔梗 10g，川牛膝 10g，桃仁 10g，红花 10g，黄连 5g，法半夏 30g，甘草 6g。

用法：水煎服，每天 1 剂，每天 2 次。

主治：阴血不足、血行不畅之顽固性失眠。

【针灸治疗】

可选用神门、三阴交等穴位。心脾亏虚者可加心俞、厥阴俞、脾俞；肾亏者加心俞、肾俞、太溪；肝火上扰者加肝俞、间使、太冲；脾胃不和者加胃俞、足三里。耳针可选皮质下、交感、心、脾、肾、内分泌、神门等穴位。

【药膳】

1. 小米粥

组成：小米适量。

做法：取小米适量，加水煮粥，晚餐食用或睡前食之。

功效主治：益肾和胃，助消化，除热。对脾胃虚寒、反胃呕吐、腹泻与产后病后体虚或失眠者有益。

2. 牛乳粥

组成：粳米 60g，鲜牛乳 250ml。

做法：先以粳米煮粥，待粥将熟时，加入新鲜牛乳再煮为粥。

功效主治：滋燥滋阴，补虚弱，养心血，解热毒。适用于体质衰弱、气血亏损、便秘等症。

3. 莲子汤

组成：莲子 30g，食盐适量。

做法：取莲子，加食盐少许，水煎服。

功效主治：补脾止泻，止带，益肾涩精，养心安神。常用于脾虚泄泻、带下、遗精、心悸失眠等症。

【预防】

1.经常保持情绪乐观、心胸开阔，控制情志过激，不作非分之想，对预防失眠有重要作用。

2.经常进行体育锻炼，如八段锦、太极拳等，生活规律，劳逸结合。

十六 老年期痴呆

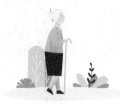

老年期痴呆是由于慢性或进行性大脑结构的器质性损害或持续性代谢性损害引起的高级大脑功能障碍的一组症候群，是患者在意识清醒的状态下出现的持久的全面的认知功能障碍，伴明显的社会生活功能受损和不同程度的精神行为症状。主要表现为记忆力、计算力、判断力、注意力、抽象思维能力、语言功能减退，情感和行为障碍，独立生活和工作能力减退甚至丧失。

【病因】

1. 中医病因

（1）情志所伤　若郁怒愤懑，或事不如愿，或久思积虑，或大怖惊恐等，都可使情志损伤、气机郁结，久生痴呆；或肝气郁结日久，横逆犯脾，痰浊内生，上蒙清窍；或气血运行不畅，瘀阻脑络而致本病。

（2）肾精亏损，髓海不足　脑为元神之府，神机之源，一身之主。脑髓空虚则心无所虑、神无所依而使理智活动、记忆减退。肾主骨生髓而通于脑。肾精亏虚，脑髓失充，神机失控，阴阳失司而迷惑愚钝、动作笨拙、反应迟缓。

（3）痰瘀痹阻　七情所伤，肝郁气滞，气机不畅则血涩不行，气滞血瘀痰结，蒙蔽清窍；或瘀血内阻，脑脉不通，脑气不得与脏气相接；或日久生热化火，神明被扰，则性情烦乱，忽哭忽笑，变化无常。

（4）气血不足　心为君主之官而主神明。多因年迈久病，"解毒""活血化瘀"药久服，损伤于中，气血难生，化源失充；或心气虚衰，心血不足，神明失养则神情涣散、呆滞善忘。

2.西医病因

（1）家族史与遗传学　绝大部分的流行病学研究都提示，家族史是该病的危险因素。某些患者的家属成员中患同样疾病者高于一般人群。进一步的遗传学研究证实，该病可能是常染色体显性基因所致。

（2）一些躯体疾病　阿尔茨海默病（AD）、脑肿瘤、脑外伤、感染、中毒和代谢障碍等可引起老年期痴呆。

（3）头部外伤　头部外伤指伴有意识障碍的头部外伤。临床和流行病学研究提示，严重脑外伤可能是该病的病因之一。

（4）其他因素　免疫系统的进行性衰竭、机体解毒功能削弱及慢病毒感染等，以及丧偶、独居、经济困难、生活颠簸等社会心理因素可成为发病诱因。

 【临床表现】

该病起病缓慢或隐匿，多见于 70 岁以上老年人，少数患者在躯体疾病、骨折或精神受到刺激后症状迅速明朗化。女性较男性多。主要表现为认知功能障碍、精神症状和行为障碍、社会生活功能受损、神经系统体征。

1. 认知功能障碍

记忆障碍、语言障碍、视空间感知障碍、定向力障碍、执行功能障碍、失认、失用等。智能和思维能力进行性下降，直至全面衰退。

① 抽象概括能力明显减弱，如难以解释成语、谚语，掌握词汇量减少，不能理解抽象意义的词汇，难以概括同类事物的共同特征。

② 判断力明显减弱，对同类事物间的差别不能做出正确判断。

③ 高级皮层功能的其他障碍，如失语、失用、失认，计算、构图困难等。

2. 精神症状和行为障碍

焦虑、抑郁、幻觉、妄想、情绪不稳或淡漠、性格改变等。

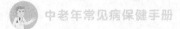

3. 社会生活功能受损

早期可见工作能力下降、统筹决策能力下降，晚期可见二便失禁、生活不能自理等。

4. 神经系统体征

吮吸反射、肌张力障碍和震颤等。

【治疗单方】

1. 麝香

用法：麝香 0.1g，冲服，每天 1～2 次。
主治：可用于治疗痴呆严重者。

2. 龙眼

用法：龙眼肉 5～10 枚，隔水蒸熟后，代茶饮。
功效主治：益智安神。常用于神经衰弱、惊悸、健忘、失眠等症。

3. 核桃仁

用法：每天生吃核桃仁 25～30g。
功效主治：温补肺肾，定喘润肠。常用于肾虚腰痛、脚软、虚寒喘咳、大便燥结等症。

4. 银杏叶

用法：每天口服银杏叶制剂，按 10～90mg/kg 体重，服用 15～30 天。
主治：对老年期痴呆有一定的治疗作用。

【治疗验方】

1. 洗心汤

组成：人参 10g，茯神 10g，半夏 10g，陈皮 10g，神曲 6g，甘草 6g，附子 10g，石菖蒲 10g，生酸枣仁 12g。

用法：水煎服，每天 1 剂，2 次/天。

主治：肝郁胃虚、痰积心胸型老年期痴呆。

2. 转呆汤

组成：人参 10g，白芍 10g，当归 10g，半夏 10g，柴胡 10g，生酸枣仁 10g，附子 3g，石菖蒲 10g，神曲 6g，茯神 10g，天花粉 12g，柏子仁 15g。

用法：水煎服，每天 1 剂，2 次/天。

主治：肝燥胃虚痰扰型老年期痴呆。

3. 苏心汤

组成：白芍 10g，当归 10g，人参 12g，茯苓 12g，半夏 10g，炒栀子 10g，柴胡 10g，附子 10g，生酸枣仁 10g，吴茱萸 3g，黄连 3g。

用法：水煎服，每天 1 剂，2 次/天。

主治：气血两虚兼有痰郁型老年期痴呆。

4. 清开灵注射液

用法：每次 40～60ml，每天 1 次，加入 10％葡萄糖 500ml 中静脉滴注，10～15 天 1 个疗程。

主治：多用于治疗风温、春温、暑温等热陷心包证及急黄（瘟黄、疫黄）等。适用于老年期痴呆出现神志昏迷等证。

5. 银杏叶口服液

用法：每次 10～20ml，每天 3 次，4 周为 1 个疗程。

主治：老年期痴呆、脑损伤后遗症及中风胸痹血瘀证。

◈ 【其他治疗】

1. 针刺疗法

主穴取神庭、百会、风池、神门、大钟，配穴取丰隆、太溪、足三里、大陵、三阴交。可配合穴位注射及低频电流脉冲。

2. 康复疗法

包括心理治疗、语言训练、肢体功能训练。心理治疗，即调动患者的积极情绪，使脏腑气机条达、气血通畅、阴阳平衡，有助于疾病的治疗和康复。同时对患者进行智力活动训练及日常生活能力训练，重建患者的计算、定向、记忆等能力。

◈ 【药膳】

1. 扁豆米粥

组成：扁豆 20g，粳米 50g。

做法：将扁豆、粳米洗净，置锅中，加清水 500ml，用急火煮开 5 分钟，改文火煮煎 30 分钟，成粥。

主治：老年期痴呆属心脾两虚证，症见思虑过度、面唇色淡、气弱少言、头晕心悸、纳差者。

2. 龙眼肉米粥

组成：龙眼肉 30g，粳米 50g。

做法：将龙眼肉、粳米洗净，置锅中，加清水 500 毫升，用急火煮开 5 分钟，改文火煮煎 30 分钟，成粥.

主治：老年期痴呆属心脾两虚证，症见思虑过度、食少心悸、头晕、面色不华者。

3. 山药茯苓粥

组成：山药 20g，茯苓粉 20g，粳米 150g，白糖 25g。

做法：将山药切薄片，粳米洗净，放入锅中，加适量清水，用武火烧沸后，加入茯苓粉，再用文火煮 35 分钟，加入白糖，即可食用。

功效：健脾，除湿，安神。

 【预防】

注意适当锻炼身体，起居有时，合理进行膳食，使心境平和，并多参加社会活动，预防消渴、胸痹及中风等疾患，进而避免由上述疾病所导致的痴呆。同时也应预防各种传染病、外伤、中毒等，积极治疗各种慢性病。

十七、脑血管意外后遗症

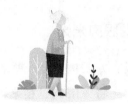

脑血管意外后遗症（脑卒中后遗症）是指在脑卒中发病一年后，还存在半身不遂、语言障碍、口眼歪斜等症状。主要有偏瘫（半身不遂）、半侧肢体障碍、肢体麻木、偏盲、失语，或者交叉性瘫痪、交叉性感觉障碍、外眼肌麻痹、眼球震颤、构语困难、语言障碍、记忆力下降、口眼歪斜、吞咽困难、呛食呛水、共济失调等。

【病因】

1. 中医病因

（1）气血亏虚　高年之体，阴气自半，气血亏虚；或消渴等大病久病之后，元气耗伤，脏腑阴阳失调，气血运行不畅，脑脉瘀滞不通。

（2）劳欲过度　烦劳过度，阳气升张，亢奋不敛，引动风阳，内风旋动；或纵欲伤精，水亏于下，火旺于上。

（3）情志所伤　七情失调，肝失调达，气机郁滞，血行不畅，瘀结脑脉；五志过极，大怒伤肝，或心火暴盛，风火相煽，血随气逆，上冲犯脑。

（4）饮食不节　嗜食肥甘厚味，脾胃受损，脾失健运，聚湿生痰，郁久化热，引动肝风，夹痰上扰。

（5）气候变化　一年四季本病均可发生，但发病常常与气候的突然变化有关。

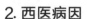

2. 西医病因

出现以上症状的根本原因在于脑血管内部出现血黏度高、血脂异常、血压高、血糖高、血小板聚集等血液病变和动脉粥样硬化斑块形成等血管病变，由这两种病变共同作用结果形成的血栓堵塞脑动脉所致，导致脑局部的血流中断和脑组织缺血缺氧坏死。若影响由脑神经控制的运动神经系统，则会出现偏瘫、肢体障碍等相应的后遗症；如果影响脑神经控制的语言中枢神经，就会导致语言障碍甚至失语等相应神经系统症状。

脑血管意外之后，因脑组织缺血或受血肿压迫、推移，或脑水肿等而使脑组织功能受损。如脑出血的部位大多数在内囊，可引起对侧松弛性偏瘫（包括下部）；左半球出血可伴有失语；急性期后，偏瘫逐渐成为痉挛性，上肢屈曲、内收，下肢直伸，腱反射亢进，运动能力可有恢复。

 【临床表现】

1. 麻木

麻木是脑中风后遗症中比较常见的症状，表现为患侧肢体皮肤有蚁爬感觉，或有针刺感，或表现为刺激反应迟钝。

2. 口眼歪斜

表现为鼻唇沟变浅，口角下垂，露齿。鼓颊和吹哨时，口角歪向健侧，流口水。

3. 中枢性瘫痪

主要表现为肌张力增高，腱反射亢进，出现病理反射，呈痉挛性瘫痪。

4. 周围性瘫痪

表现为肌张力降低，反射减弱或消失，伴肌肉萎缩，但无病理反射。

5. 偏瘫

偏瘫又叫半身不遂，是指一侧肢体、面肌和舌肌下部的运动障碍。

6. 失语

主要表现为对语言的理解、表达能力丧失。

7. 失认

失认指患者认识能力的缺失，包括视觉、听觉、触觉及对身体部位认识能力的缺失。

8. 失用

失用即运用不能，患者肢体无瘫痪，也无感觉障碍和共济失调，但不能准确完成有目的的动作。

【治疗单方】

1. 灯盏花

用法：取本品 430g，加白酒 500ml（浓度不限）。每天服 3 次，每次 10ml，2 个月为 1 个疗程。

功效：散寒解表，活血舒筋，止痛，消积。灯盏花内含灯盏花素等具有较高药用价值的天然化学成分，具有抗凝血、改善微循环、激活心脑供血、抗白斑癌变、防治 2 型糖尿病早期肾脏改变、明目、养颜、祛斑等疗效。灯盏花是治疗闭塞性脑血管疾病和脑卒中后遗症最好的天然药物，有效率高，不良反应小。

2. 水蛭

用法：取生水蛭研成细末，每次 2g，每天 2 次，吞服，1 个月为 1 个疗程。

功效主治：破血通经，逐瘀消癥。用于血瘀经闭、癥瘕痞块、中风偏瘫、跌仆损伤。药理学研究表明，水蛭具有抗凝、溶解血栓、促进血肿吸收的作用。

3. 桂枝

用法：取本品 50～100g，水煎 2 次，每次煮沸后煎煮 15 分钟；将两次药液混合，擦病灶区域或瘫痪患处，每天 2 次，每次温擦以局部皮肤潮红为度，15 天为 1 个疗程。

功效主治：发汗解肌，温通经脉，助阳化气，平冲降气。常用于风寒感冒、脘腹冷痛、血寒经闭、关节痹痛、痰饮、水肿、心悸等症。

4. 芡实

用法：芡实 25g，加水煮熟食用，每天 1 次，10 天为 1 个疗程。

功效主治：益肾固精，补脾止泻，除湿止带。常用于遗精滑精、遗尿尿频、脾虚久泻、白浊、带下等症。

 【治疗验方】

1. 九制豨莶丸

组成：豨莶草 500g，蜂蜜 630g，米酒 30g，陈酒 30g。

用法：取豨莶草 500g，以蜂蜜、米酒或陈酒各 30g 层层喷洒，蒸令气遍，晒干，如是 9 次，粉碎。再用蜂蜜 600g 和入药末，熬至滴水成珠，丸如梧子大。每天服用 20g，分早、晚 2 次以米饮或稀饭送下。

功效主治：祛风湿，利关节，解毒。常用于风湿痹痛、筋骨无力、腰膝酸软、四肢麻痹、半身不遂、风疹湿疮等症。

2. 中药洗浴方

组成：桂枝、川椒、寻骨风、桑枝、槐枝、桃枝、椿枝、茄根，加入适量

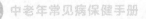

清水煮沸后取药汁，兑热水至适宜温度后浸泡，每天 2 次，5 天为 1 个疗程。

功效：温经通脉，祛风通络，活血化瘀。

3. 补阳还五汤加减

组成：木瓜、桑枝、当归、黄芪、赤芍、川芎各 50g，红花 15g。将上药煎汤取汁，擦洗瘫痪侧肢体。每次 30 分钟，每天 3 次。

功效主治：益气活血，通络。适用于中风半身不遂者。

4. 清开灵注射液

用法：每次 40～60ml，加入等渗液中静脉滴注，每天 1～2 次。

主治：多用于治疗风温、春温、暑温等热陷心包证及急黄（瘟黄、疫黄）等。适用于脑血管意外后遗症出现神志昏迷等症者。

◈【其他治疗】

1. 针刺疗法

血压高者可选用曲池、太冲以针刺泻法，或十宣放血。

2. 熏洗法

偏瘫侧的肢体肿胀者，可用透骨草、三棱、莪术、羌活、防己、片姜黄、桑枝、防风、红花等药，煮水熏洗。

◈【药膳】

1. 归参鳝鱼汤

组成：党参 15g，当归 15g，鳝鱼 500g，料酒、酱油、葱、姜、味精、香油等各适量。

做法：将中药放入药袋中扎口；鳝鱼洗净、切段，放入料酒、酱油、葱、姜等，与药袋一起煮开，去浮沫，改用小火炖 1 小时，捞出药袋，加入味精、香油等调料即可。1～2 天 1 剂，可连用半个月，吃鱼饮汤。

功效：益气活血通络。

2. 黄芪川芎兔肉汤

组成：兔肉 250g，黄芪 60g，川芎 10g，生姜 4 片。

做法：将兔肉切块，去油脂，用开水余去血水，然后与黄芪、川芎、生姜一齐放入锅内，加适量清水，用武火煮沸后文火煮 2 小时，调味即成。每天或 2 天 1 剂，随量饮汤食肉。

功效：补气活血通络。

3. 何首乌煮鸡蛋

组成：何首乌 100g，鸡蛋 2 个（约 80g）。

做法：将鸡蛋和何首乌洗净，加水同煮，鸡蛋煮熟后剥去壳，再煮片刻，吃蛋饮汤。

功效主治：补益肝肾。主治肝肾阴血不足证。本品有滋阴壮阳、补益肝肾之功，并可以抗高胆固醇、动脉硬化等。最适于"虚不受补"患者选用。脑血管意外后遗症患者可以经常服用。

◈【预防】

中老年人，经常头晕头痛、血压偏高、肢麻肉跳，此乃卒中之先兆，应戒除烟酒、忌肥甘厚味、避免精神刺激、保持乐观情绪，血压偏高者应适当服用药物治疗。

十八 脑梗死

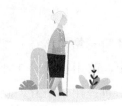

　　脑梗死又称缺血性卒中，中医学称之为卒中或中风。本病系由各种原因所致的相应血管的闭塞或局部脑组织区域血液供应障碍，导致脑组织因缺血缺氧性病变而坏死，进而产生临床上对应的血管供应区脑功能损害和神经功能缺失表现。

 【病因】

1. 中医病因

　　(1) 肝阳偏亢，风火上扰　平素肝旺易怒，或肝肾阴虚、肝阳偏亢，复因情志相激，肝失条达，气机不畅，气郁化火，更助阳亢化风，风火相煽，冲逆犯脑，发生中风。

　　(2) 风痰瘀血，痹阻脉络　年老体衰或劳倦内伤，致使脏腑功能失调，内生痰浊瘀血，适逢肝风上窜之势，或外风引动内风，皆使风夹痰瘀，窜犯经络，留滞于虚损之脑脉，则成中风。

　　(3) 痰热腑实，浊毒内生　饮食不节，嗜好膏粱厚味及烟酒之类，致脾胃受伤，运化失司，痰热互结，腑气壅结，内生浊毒，夹风阳之邪，上扰清窍，神机失灵而见中风。

　　(4) 气虚血瘀，脉络不畅　平素体弱，或久病伤正，正气亏虚，无力行血，血行不畅，瘀滞脑络，则成中风。

2. 西医病因

（1）血管异常　动脉粥样硬化、肌纤维发育异常、炎性疾病（动脉炎）、多发性进行性颅内血管闭塞、静脉或静脉窦血栓形成、脑血管畸形、血管痉挛。

（2）血液流变学异常　血小板增多症、真性红细胞增多症、血栓性血小板减少性紫癜、高凝状态、镰状细胞贫血等。

（3）血流动力学异常　血压不稳、高血压性动脉硬化等。

（4）其他　药源性、外伤所致脑动脉夹层及少数不明原因者。

 【临床表现】

1. 颈内动脉系统（前循环）脑梗死

（1）颈内动脉综合征　病灶侧单眼黑蒙，或病灶侧 Horner 征（同侧眼裂变小、瞳孔变小、眼球内陷及面部少汗），对侧偏瘫、偏身感觉障碍和偏盲等。若侧支循环代偿良好，可无症状。

（2）大脑中动脉综合征　对侧偏瘫、偏身感觉障碍和同向性偏盲，可伴有双眼向病灶侧凝视；优势半球受累可出现失语；非优势半球病变可有体像障碍；主干闭塞常伴不同程度意识障碍。

（3）大脑前动脉综合征　多出现以对侧下肢为主的偏身瘫痪和感觉缺失。

2. 椎-基底动脉系统（后循环）脑梗死

（1）大脑后动脉综合征　表现为对侧偏盲、偏瘫及偏身感觉障碍，黄斑视力保存；优势半球受累伴有失读。

（2）椎动脉血栓形成　若两侧椎动脉粗细差别不大，一侧闭塞，可通过对侧代偿，可无明显临床症状；如一侧细小，供血侧动脉闭塞则可导致明显临床症状，可表现为瓦伦贝格综合征，出现眩晕、恶心、呕吐、眼球震颤、声音嘶哑、吞咽困难及饮水呛咳、小脑性共济失调、交叉性感觉障碍、同侧

Horner 征。

3. 基底动脉综合征

表现为眩晕、恶心、呕吐、眼球震颤、复视、构音障碍、吞咽困难、共济失调等。病情迅速进展可出现球麻痹、四肢瘫、昏迷，甚至导致死亡。

4. 腔隙性梗死

（1）纯运动性轻偏瘫　对侧上、下肢瘫痪，不伴感觉、视觉和语言障碍。

（2）纯感觉性卒中　对侧呈偏身感觉缺失，可伴有感觉异常。

（3）共济失调性轻偏瘫　纯运动性轻瘫痪伴同侧共济失调，多影响下肢。

（4）构音障碍笨拙手综合征　构音障碍、吞咽困难、面瘫伴轻瘫痪和面瘫侧笨拙手。

【治疗单方】

1. 草决明

用法：用草决明 60g，煎汤代茶，每天 1 剂，分 3 次服，15 天为 1 个疗程。

功效主治：润肠通便，降脂利水。适用于治疗高脂血症、高血压等症。

2. 野菊花

用法：用野菊花 30g，水煎服，每天 1 剂，分 3 次服，15 天为 1 个疗程。

功效：清热解毒，疏风散热，散瘀，明目，泻火平肝。

3. 三七

用法：生三七粉，每次 2g，每天 2 次，30 天为 1 个疗程。

功效：止血，活血化瘀，消肿定痛，消炎。

4. 丹参

用法：丹参片，每次 3 粒，每天 3 次，15 天为 1 个疗程。

功效：活血祛瘀，通经止痛，清心除烦，凉血消痈。

◇【治疗验方】

1. 加味补血汤

组成：生黄芪 30g，当归 15g，龙眼肉 15g，鹿角胶 10g，丹参 10g，乳香 10g，没药 10g，甘松 10g。

用法：水煎服，每天 1 剂，每天 2 次。

主治：身形软弱，肢体渐觉不遂，或头重目眩，或神昏健忘，或觉脑际紧缩作痛，甚或昏仆移时苏醒致成偏枯，或全身痿废，脉迟弱，属内中风之偏虚寒者。

2. 愈风汤

组成：人参 4g，白术 6g，白茯苓 6g，当归 10g，川芎 3g，白芍 6g，陈皮 6g，半夏 6g，枳实 5g，防风 3g，羌活 3g，甘草 2g。

用法：水煎服，每天 1 剂，每天 2 次。

主治：一切风证卒中、初中、中腑、中脏及脏腑俱中。

3. 通脉舒络汤

组成：黄芪 30g，红花 10g，川芎 10g，地龙 15g，川牛膝 15g，丹参 30g，桂枝 6g，山楂 30g。

用法：水煎服，每天 1 剂，每天 2 次。

主治：中风偏于气虚血瘀者。

4. 清开灵注射液

用法：每次 40～60ml，加入等渗液中静脉滴注，每天 1～2 次。

主治：多用于治疗风温、春温、暑温等热陷心包证及急黄（瘟黄、疫黄）等。适用于本病出现神志昏迷等症者。

5. 安宫牛黄丸

用法：每次 1 丸，每天 2～3 次。

主治：温热病，热邪内陷心包，痰热壅闭心窍，症见高热烦躁、神昏谵语，或舌謇肢厥，或不利脉实，以及中风窍闭、小儿惊厥属痰热内闭心窍者。

【其他治疗】

1. 熏洗疗法

偏瘫侧的肢体肿胀者，可用透骨草、三棱、莪术、羌活、防己、片姜黄、桑枝、防风、红花等药，煮水熏洗。

2. 针刺疗法

血压升高者可选用曲池、太冲以针刺泻法，或十宣放血。

【药膳】

1. 三味粟米粥

组成：荆芥穗、薄荷叶各 50g，豆豉 150g，粟米 150g。

做法：取荆芥穗、薄荷叶、豆豉水煎取汁，去渣后加入粟米（色白者佳），酌加清水共煨粥。每天 1 次，空腹服。

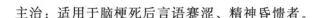

主治：适用于脑梗死后言语蹇涩、精神昏愦者。

2. 五汁童便饮

组成：生姜汁、藕汁、梨汁、萝卜汁、白糖水、童便各等量。

做法：取姜汁、藕汁、梨汁、萝卜汁、白糖水、童便，入瓶混匀，用炭火煎煮片刻即成。每天1次，空腹服12ml，用温开水送下。

主治：适用于本病之筋骨软弱、气血不足者。

3. 大枣粳米粥

组成：黄芪15g，生姜15g，桂枝10g，白芍10g，粳米100g，大枣4枚。

做法：以黄芪、生姜、桂枝、白芍，加水浓煎取汁，去渣。取粳米、大枣，加水煨粥，粥成后倒入药汁，调匀即可，每天1次。

功效主治：可益气通脉、温经和血。主治脑梗死后遗症。

◈【预防】

控制血压、血脂、血糖，防治脑动脉硬化。治疗短暂性脑缺血能降低完全性脑血栓形成的发病率。同时，在日常生活中要慎起居，节饮食，远房帷，调情志。一旦出现肢体麻木沉重等中风先兆者，应及时休息，进行检查，采取预防措施。脑血栓形成治愈后，更应该采取相应措施，防止再发。

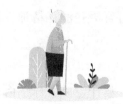

十九 急性胃炎

急性胃炎指各种外在和内在因素引起的广泛性或局限性的胃黏膜急性炎症。胃镜下可见胃黏膜糜烂和出血。急性胃炎的症状、体征因病因不同而不尽相同。其病因多样，包括急性应激、药物、缺血、胆汁反流和感染等。按病理改变可分为急性单纯性胃炎、急性糜烂性出血性胃炎和急性腐蚀性胃炎。

 【病因】

1. 中医病因

（1）感受外邪　外邪伤中，或因热贪凉，寒邪客胃；或冒雨涉水，或久居湿地，湿邪内侵；或暑热之邪内犯，脾胃受困导致气机阻滞。

（2）饮食伤胃　饮食失节，饥饱无常，损伤脾胃；或嗜食生冷瓜果，寒湿内生；或恣饮酒浆、嗜食辛辣厚味，湿热蕴结中焦，导致脾胃受损。

（3）忧思恼怒　气郁伤肝，肝气犯胃，气机阻滞。

（4）虫积扰胃　饮食不洁，化生湿热，湿热生虫，扰乱脾胃气机。

2. 西医病因

（1）急性应激　如严重创伤、手术、精神紧张等，可致胃黏膜微循环障碍、缺氧，从而损伤胃黏膜。

（2）药物　阿司匹林等药物的干扰使胃黏液减少，脂蛋白膜的保护作用减弱，以致胃黏膜充血、水肿、糜烂和出血等病理过程，前列腺素合成受抑制，胃黏膜的修复亦受到影响。抗肿瘤化疗药物、口服铁剂、氯化钾等均可损伤胃黏膜。

（3）缺血、胃黏膜血液循环障碍　门静脉高压性胃病可致胃黏膜渗血及糜烂。

（4）胆汁反流　胆汁中的胆盐可削弱胃黏膜屏障的保护作用，使原本分泌进胃腔中的酸反弥散入胃黏膜，造成胃黏膜损伤。

（5）感染细菌及其毒素　常见致病菌为沙门菌、嗜盐菌、致病性大肠埃希菌等，常见毒素为金黄色葡萄球菌毒素或肉毒杆菌毒素，尤其是前者较为常见。进食有污染细菌或毒素的食物数小时后即可发生胃炎或同时合并肠炎，此即急性胃肠炎。葡萄球菌及其毒素摄入后亦可合并肠炎，且发病更快。

（6）创伤与物理因素　胃内异物、胃镜下微创手术，过冷、过热的食物和饮料，浓茶、咖啡、烈酒、刺激性调味品、过于粗糙的食物、腐蚀剂等均可刺激胃黏膜，破坏胃黏膜屏障。

（7）精神、神经因素　精神、神经功能失调，各种急重症的危急状态，以及机体的变态（过敏）反应均可引起胃黏膜的急性炎症损害。

【临床表现】

1. 急性单纯性胃炎

一般起病较急，在进食污染食物后数小时至 24 小时发病。症状轻重不一，表现为中上腹不适、疼痛，至剧烈的腹部绞痛、厌食、恶心、呕吐，因常伴有肠炎而有腹泻，大便呈水样，严重者可有发热、呕血和（或）便血、脱水、休克和酸中毒等症状。体检有上腹部或脐周压痛，肠鸣音亢进。

2. 急性糜烂性出血性胃炎

临床症状多为上腹部的隐痛或剧痛，伴恶心、呕吐等；常以上消化道出血为首发症状，表现为呕血和（或）柏油样便，出血常为间歇性。

3. 急性腐蚀性胃炎

表现为口腔、咽喉、胸骨后及上腹部剧烈疼痛、烧灼感，吞咽困难和呼吸困难，恶心、呕吐血性物或黏稠的分泌物，严重时可因食管、胃广泛的腐蚀性坏死而致休克。

◈【治疗单方】

1. 连翘

组成：连翘 24～30g。

用法：水煎服，每天 1 剂，连用 7 天。

功效：清热解毒，散结消肿。

2. 寻骨风

组成：寻骨风根 9g。

用法：水煎服，每天 1 剂，服至痊愈。

功效主治：祛风湿，通经络，止痛。用于治疗胃痛等症。

◈【治疗验方】

1. 柴平汤

组成：柴胡、黄芩、半夏、厚朴、陈皮、苍术各 12g，党参 15g，生姜、大枣各 10g，甘草 6g。

用法：水煎服，每天 1 剂，分 2 次服。

功效：和解表里，和胃止痛，祛湿消滞。

2. 砂沉胶囊

组成：砂仁、沉香等量。

用法：将等量砂仁、沉香研成细末后混匀，装入胶囊中，每粒约装 0.3g。每次口服 4 粒，每天 2～3 次，于餐前服用，7 天为 1 个疗程。

功效：温中行气，和胃止痛，健脾化湿，消食导滞。

3. 重剂甘草泻心汤

组成：甘草 60g，干姜、黄芩各 45g，半夏 100g，黄连 15g，大枣（去核）30g。

用法：取上药加水至 2000ml，浓煎至 500ml。每天 1 剂，分 3 次口服。

功效：和胃益气，降逆止呕。

4. 民间验方

组成：党参 12g，丹参 10g，石菖蒲 9g，焦三仙 9g，茯苓 15g，砂仁（后下）5g，白芍 15g，甘草 6g，木香 10g，白术 10g，佛手 10g，木瓜 9g，香附 12g。

用法：水煎服，每天 1 剂，每天 2 次。

功效：益气健脾，行气和胃，止痛。

【针灸治疗】

取主穴天枢、梁门、中脘、足三里、内关、合谷。呕吐不止者加内关；寒湿犯胃者加三阴交；湿热者加内庭；食积伤胃者加下脘；肝气犯胃者加太冲或阳陵泉；肝胃湿热者加合谷、太冲。

操作：天枢、梁门、中脘可双侧取穴，其余可单侧取穴，以捻转提插泻法为主；寒证者可加艾灸或 TDP 烤灯照射。每 5 分钟行针 1 次，留针 30 分钟。

【药膳】

1. 砂仁粥

组成：砂仁 15g，粳米 100g。

做法：将粳米放入锅中，加水适量，煮成粥，加入砂仁粉即可。

功效：暖脾胃，助消化，止疼痛。

2. 生姜粥

组成：大枣 4g，生姜 10g，粳米 100g。

做法：将大枣、粳米、生姜放入锅中，加水适量，煮成粥即可。

功效：暖脾胃，散风寒，止疼痛。

【预防】

1. 注意饮食卫生，不食生冷及隔夜食物，少食刺激性食品，特别注意不要进食不新鲜的肉类、海鲜，不饮生水。

2. 平时注意身体锻炼，做到起居有常、生活有节，避免六淫之邪。

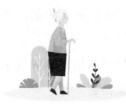

二十、慢性胃炎

慢性胃炎系指不同病因引起的各种慢性胃黏膜炎性病变，组织学上以显著炎症细胞浸润、上皮增殖异常、胃腺萎缩及瘢痕形成等为特点。

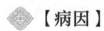 【病因】

1. 中医病因

中医学认为，此病的主要病因是饮食不节和脾胃虚弱，而情志所伤、劳役过度、六淫外邪所侵也是重要的发病因素。

（1）饮食不节　嗜食辛辣，长期饮酒，过食生冷，饮食不洁或暴饮暴食，都可损伤脾胃，化湿生热，导致脾胃运化失常，久治不愈，形成慢性胃炎。

（2）脾胃虚弱　无论是原本体质虚弱，还是其他脏腑疾病而导致的脾胃虚弱，均可使受纳、转输、运化功能减弱，导致慢性胃炎。

（3）情志所伤　忧思恼怒，气郁伤肝，肝失疏泄，横逆犯胃，气机阻滞，胃失和降而导致慢性胃炎。

（4）劳逸失度　过度劳逸是导致慢性胃炎的因素之一。过劳则耗伤元气，导致脾胃虚弱；过度安逸则导致气滞，甚则血瘀，最终致消化功能减低，引起慢性胃炎。

2. 西医病因

（1）幽门螺杆菌感染、病毒或其毒素　多见于急性胃炎之后，胃黏膜病变经久不愈而发展为慢性浅表性胃炎。主要指幽门螺杆菌感染。

（2）刺激性物质　长期饮烈酒、浓茶、浓咖啡等刺激性食物，可破坏胃黏膜屏障而发生胃炎。

（3）药物　有些药物如保泰松、吲哚美辛（消炎痛）、辛可芬及水杨酸盐、洋地黄等可引起慢性胃黏膜损害。

（4）口腔、咽部的慢性感染　口腔、咽部的慢性感染病灶，如扁桃体炎、副鼻窦炎等的病原微生物可吞入胃内，导致慢性胃黏膜损害。

（5）胆汁反流　胆汁中含有的胆盐可破坏胃黏膜屏障，使胃液中的氢离子反弥散进入胃黏膜而引起炎症。

（6）X线照射　深度X线照射胃部，可引起胃黏膜损害，产生胃炎。

（7）环境变化　如环境改变、气候变化，人若不能在短时间内适应，可引起支配胃的神经功能紊乱，使胃液分泌和胃的运动不协调，产生胃炎。

（8）长期精神过于紧张，生活不规律　精神神经功能失调，各种危急症的危急状态，以及机体的变态，（过敏）反应，均可引起胃黏膜的损害。

（9）其他病变的影响　如尿毒症、溃疡性结肠炎等均可引起慢性胃炎。

【临床表现】

慢性胃炎缺乏特异性症状，其症状的轻重与胃黏膜的病变程度并非一致。大多数患者常无症状或有程度不等的消化不良症状，如上腹隐痛、腹胀不适、食欲减退、恶心、嗳气、餐后饱胀、反酸等。慢性萎缩性胃炎患者可有贫血、消瘦、舌炎、腹泻等。症状常常反复发作。腹痛呈无规律性，且经常出现于进食过程中或餐后，多数位于上腹部、脐周，部分患者疼痛部位不固定，轻者为间歇性隐痛或钝痛，严重者为剧烈绞痛。

【治疗单方】

1. 五味子

用法：将五味子研末冲服，每次3g，每天3次。

主治：适用于慢性萎缩性胃炎患者。

2. 蒲公英

组成：蒲公英 15g，酒酿 15ml。

用法：将上述药物水煎 2 次，将两次煎液混合，早、晚饭后服。

功效：清热解毒，消肿散结，利尿通淋。

3. 槟榔

用法：鲜槟榔 8g，加 150ml 水浸泡 1 小时，用温火煎至 50～70ml，每天上午空腹口服 1 次，2 周为 1 个疗程。

主治：治疗幽门螺杆菌感染。

4. 枸杞子

用法：将枸杞子洗净，烘干，打碎，分装，每天 20g，分 2 次于空腹时嚼服，2 个月为 1 个疗程。

主治：慢性萎缩性胃炎。

 【治疗验方】

1. 半夏泻心汤加减

组成：半夏 9g，黄芩 6g，干姜 3g，党参 15g，炙甘草 6g，黄连 6g，大枣 4 枚。偏热者，黄连、黄芩加至 9g，加蒲公英 15g；偏寒者，加干姜 10g、白术 10g、厚朴 10g、吴茱萸 3g；疼痛明显者，加延胡索 10g、白芍 12g、乌药 9g；反酸者，加海螵蛸 12g；痞满重者，加枳实 10g、白术 10g、鸡内金 15g、砂仁 6g；肠鸣明显者，加防风 12g、陈皮 6g、白芍 12g。

用法：水煎服，每天 1 剂，分 2 次服。

功效主治：调和肝脾，寒热平调，消痞散结。主治寒热错杂之痞证。临床常用于治疗急慢性胃肠炎、慢性结肠炎、慢性肝炎、早期肝硬化等属中气虚弱、寒热错杂者。

2. 加味香苏饮

组成：香附 10g，橘皮 10g，枳壳 10g，炒鸡内金 5g，香橼皮 10g，佛手 5g，大腹皮 10g，砂仁 5g，焦三仙各 10g，木香 6g。

用法：水煎服，每天 1 剂，分 2 次服。

功效主治：理气，和胃通降。主治尤以气滞者为多，表现以胃脘作胀为主的胃痛。

3. 白芷甘草汤

组成：白芷 30～60g，甘草 15～30g。

用法：水煎服，每天 1 剂，分 2 次服。

功效主治：温胃缓中，消炎止痛。慢性胃炎及胃、十二指肠溃疡所致胃脘痛。对十二指肠溃疡所致的较剧烈胃病疗效最佳。

4. 三九胃泰颗粒剂或胶囊

用法：每次 1 包，或 2～3 粒，每天 2 次，15 天为 1 个疗程。

主治：适用于浅表性胃炎、糜烂性胃炎、萎缩性胃炎等各类型慢性胃炎。

5. 养胃颗粒剂

用法：每次 1 包，每天 3 次，空腹服用，3 个月为 1 个疗程。

主治：慢性萎缩性胃炎。

6. 温胃舒胶囊

用法：每次 2～3 粒，每天 3 次，空腹服用。

主治：慢性萎缩性胃炎及慢性胃炎所引起的胃脘疼痛、胀气、嗳气、纳差、畏寒。

7. 养胃舒胶囊

用法：每次 3 粒，每天 3 次。

主治：慢性萎缩性胃炎及慢性胃炎所引起的胃脘胀痛、手足心热、口干。

【穴位治疗】

1. 针灸疗法

取穴足三里、肝俞、胃俞，可进行针刺或灸法。

2. 按摩疗法

环形按摩腹部中脘穴。每天 1~2 次，每次 15 分钟。能促进胃肠蠕动和排空，增强胃肠分泌功能，减轻胃肠瘀血，改善血液循环，有助于脾胃运化、解痉止痛。

【药膳】

1. 小茴香粥

组成：炒小茴香 30g，粳米 200g。

做法：将炒小茴香装于纱布袋内扎口，入锅加水先煮半小时后弃药包，再加入洗净的粳米及适量水同煮至熟。

主治：适用于慢性胃炎属脾胃虚寒型者。

2. 芡实八宝粥

组成：芡实、山药、党参、白术、薏苡仁、白扁豆各 30g，茯苓、莲子肉及粳米各适量。

做法：将上述材料一起放入锅中，加适量水熬成粥。

主治：适宜于慢性胃炎属胃阴不足型者。

◈ 【预防】

1.保持精神愉快。精神抑郁或过度紧张和疲劳,容易造成幽门括约肌功能紊乱、胆汁反流而发生慢性胃炎。

2.戒烟忌酒。烟草中的有害成分能促使胃酸分泌增加,对胃黏膜产生刺激作用;过量吸烟还会引起胆汁反流。过量饮酒或长期饮用烈酒能使胃黏膜充血、水肿甚至糜烂,慢性胃炎发生率明显增高。因此应戒烟忌酒。

3.慎用、忌用对胃黏膜有损伤的药物。长期滥用此类药物会使胃黏膜受到损伤,从而引起慢性胃炎及溃疡。

4.积极治疗口咽部感染灶。勿将痰液、鼻涕等带菌分泌物吞咽入胃,否则易导致慢性胃炎。

5.注意饮食。应尽量避免过酸、过辣等刺激性食物及生冷不易消化的食物;食用时要细嚼慢咽,使食物充分与唾液混合,有利于消化和减少对胃部的刺激。饮食宜按时定量、营养丰富,多吃含维生素 A、B 族维生素、维生素 C 多的食物。忌服浓茶、浓咖啡等有刺激性的饮料。

二十一、急性胃肠炎

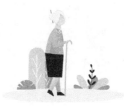

急性胃肠炎是胃肠黏膜的急性炎症，多由于细菌及病毒等微生物感染所致，其表现主要为腹痛、腹泻、恶心、呕吐、发热等，严重者可致脱水、电解质紊乱、休克等。患者多在夏秋季突然发病，并多有误食不洁食物的病史，有呈暴发性流行的特点。

【病因】

1. 中医病因

中医学认为湿邪是腹泻的主因，其他风、寒、暑、热之邪也多夹湿，方能导致本病。外邪夹湿侵入，损伤脾胃，使脾胃运化失常而致腹泻。另外，饮食不调、饮食不洁引起脾胃纳运失职，不能分清泌浊，水谷混杂下注肠道而致腹痛、腹泻。

2. 西医病因

（1）细菌感染　急性胃肠炎常以沙门菌属、嗜盐菌（副溶血弧菌）、金黄色葡萄球菌感染常见，亦可见到病毒感染。常常有集体发病或家庭多发的情况。

（2）物理化学因素　进食生冷食物或某些药物，如水杨酸盐类、磺胺类、某些抗生素等；或误服强酸、强碱及农药等均可引起本病。

◈【治疗单方】

1. 穿心莲片（成药）

用法：每次 5 片，每天 3 次。

功效主治：清热解毒，凉血消肿。主治邪毒内盛，感冒发热，咽喉肿痛，口舌生疮，顿咳劳嗽，泄泻痢疾，热淋涩痛，痈肿疮疡，毒蛇咬伤。

2. 黄连素片（成药）

用法：每次 0.2～0.3g，每天 3 次。

主治：用于治疗湿热痞满，呕吐泻痢，高热口渴，疔毒痈肿，目赤牙痛，心火力盛，心烦不寐，血热吐衄等。

3. 番石榴叶

用法：番石榴嫩叶 10 片（小儿 3～5 片），加水煎服，每天 2 次。

主治：对急性胃肠炎以腹泻为主者有良效。

4. 当归注射液

用法：用 10％当归注射液 5～10ml 行胸交感神经节注射，隔天 1 次，3 个月为 1 个疗程；或用 5％当归注射液 2～5ml 加普鲁卡因做上述部位注射，隔天 1 次，10 次为 1 个疗程。

功效：补血活血，调经止痛，润肠通便。

◈【治疗验方】

1. 葛根芩连汤

组成：葛根 15g，甘草 6g，黄芩 9g，黄连 9g。

用法：水煎服，每天1剂，分2次服。

功效主治：解表清里。主治邪热下利，表证未解，里热甚者。

2. 藿香正气散

组成：大腹皮、白芷、紫苏、茯苓各5g，半夏曲、白术、陈皮、厚朴、苦桔梗各10g，藿香15g，炙甘草12g，生姜3片，大枣1枚。

用法：水煎服，每天1剂，分2次服。

功效主治：解表化湿，理气和中。主治外感风寒，内伤湿滞证。

3. 香连化滞丸

用法：每次1丸，每天2次。

主治：用于湿热壅滞所致腹痛腹泻，或下痢赤白、里急后重。或用加味香连丸，可清热化湿、化滞止泻。

4. 香砂养胃丸

用法：每次6g，每天2次。

主治：寒湿阻滞型腹泻。

5. 香砂六君子丸

用法：每次6g，每天2次。

功效主治：甘温益气，健脾养胃。适用于脾胃虚弱者。

【针灸治疗】

运用针灸治疗急性肠胃炎，较常用的取穴配方如下。

① 1组：取天枢、大肠俞、中脘、气海（均用灸法）。适于脾胃受寒者。

② 2组：取下脘、合谷、内庭（均用泻法）。适于湿热下迫者。

③ 3组：取璇玑、足三里、胃俞、大肠俞、中脘（均用泻法）。适于饮食积滞者。

④ 4 组：取脾俞、胃俞、足三里、百合（均灸）、肾俞、脾俞（均用补法）。适于脾肾阳虚者。

【药膳】

1. 白糖绿茶饮

组成：绿茶 30g，白糖 30g，开水 500ml。

做法：将绿茶用开水冲泡，加入白糖即可。

功效：清热解毒，消炎止泻。

2. 山楂萝卜籽粥

组成：山楂 20g，萝卜籽 10g，粳米 150g，红糖 15g。

做法：将山楂切片，萝卜籽炒黄，和粳米一起放入锅中，加水适量，用武火烧沸，后用文火煮 30 分钟，加入红糖即可。

功效：消食积，祛瘀滞。

【预防】

1. 严把食物卫生关是预防本病的关键。搞好饮食、饮水卫生和粪便管理，大力消灭苍蝇，是预防本病的根本措施之一。冰箱内的食品要生熟分开，进食前要重新烧熟烧透。

2. 饭前便后要洗手，蔬菜瓜果生吃前要洗净，外出度假要选择干净卫生的饭店等，都是应注意的有效预防措施。

二十二、消化性溃疡

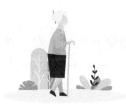

消化性溃疡指胃肠道黏膜被胃酸和胃蛋白酶等自身消化而形成的溃疡。好发于胃和十二指肠，也可发生于食管下段、胃-空肠吻合口及含有胃黏膜的梅克尔（Meckel）憩室。

【病因】

1. 中医病因

本病早期多由外邪、饮食、情志所伤，以实为主，后期常兼脾虚、肾虚等。近年来的临床研究认为，消化性溃疡主要由于频繁的七情刺激，特别是忧思恼怒，引起肝胃不和、气滞血瘀，以及长期饮食不节、劳倦内伤，导致脾胃虚弱、气血失调而成。

2. 西医病因

（1）幽门螺杆菌感染　幽门螺杆菌感染是消化性溃疡的主要病因。

（2）胃酸分泌过多　胃酸分泌过多，则胃蛋白酶生成增多，胃黏膜保护作用减弱。

（3）胃排空延缓和胆汁反流　胃排空延缓及食糜停留过久可持续刺激胃窦G 细胞，使之不断分泌促胃液素。

（4）遗传因素　研究资料表明，消化性溃疡患者的一级亲属的发病率明显高于对照人群。

（5）药物因素　长期服用非甾体类药物、糖皮质激素、化疗药物等，易发生溃疡。

（6）环境因素和精神因素　溃疡的发生有显著的地理环境差异和季节性。长期吸烟者的溃疡发生率增高。心理因素可影响胃液分泌，可引起应激性溃疡。

【临床表现】

1. 上腹痛

多位于中上腹，一般为轻至中度持续性疼痛，或表现为无规律性的上腹隐痛和不适。

2. 其他症状

可有上腹胀、烧心、反胃、反酸、嗳气、恶心、呕吐等胃肠道症状。全身症状可见失眠等神经症性障碍的表现，或有缓脉、多汗等自主神经系统不平衡的症状。

3. 体征

溃疡活动时上腹部或剑突下可有局限性轻压痛，其压痛部位多与溃疡的位置基本相符。缓解期无明显体征。

【治疗单方】

1. 珍珠母

用法：将生珍珠母或珍珠贝壳的内层研成细末，口服，每次 2.5g，每天 3 次，饭后半小时吞服，5 周为 1 个疗程。

功效：平肝潜阳，清肝明日，镇惊安神。

2. 黄芪注射液

用法：黄芪注射液 2ml（含生药黄芪 2g）肌内注射，每天 2 次，用药 1 个月。

功效主治：补气固表，利尿，强心，降压，抗菌，托毒排脓，生肌，止汗。主治表虚自汗、气虚内伤、脾虚泄泻、浮肿及痈疽等。

3. 地榆

用法：地榆 70g，制成煎剂 200ml。每次 100ml，每天 3 次。

主治：治疗胃及十二指肠溃疡伴出血者效佳。实验研究发现，地榆煎剂对乙醇所致小鼠急性胃黏膜损伤有明显保护作用，可使溃疡面积显著缩小。

4. 甘草

用法：甘草 12g，加适量水煎煮，浓缩成 100ml，分早、中、晚 3 次口服，2 周为 1 个疗程。

功效主治：补脾益气，清热解毒，祛痰止咳，缓急止痛，调和诸药之功效。甘草用于胃痛、腹痛及腓肠肌挛急疼痛等，常与芍药同用，能显著增强其治疗挛急疼痛的疗效。

5. 延胡索

用法：用延胡索制剂"Coryloid"，口服给药，每天 90～120mg（相当于生药 5～10g）。

功效：服药后可使胃酸分泌量减少、胃蛋白酶活性降低、胃内 pH 缓慢上升。

◈【治疗验方】

1. 加味芍药甘草汤

组成：白芍 15g，甘草 30g，香附子 15g。

用法：水煎服，每天 1 剂，分 2 次服。

主治：肝胃气滞型上消化性溃疡。

2. 肝胃百合汤

组成：百合 15g，甘草 6g，柴胡 10g，郁金 10g，乌药 10g，川楝子 10g，黄芩 10g，丹参 10g。

用法：水煎服，每天 1 剂，分 2 次服。

主治：上消化道溃疡、慢性胃炎，中医辨证为肝胃气滞者。

3. 溃疡速愈方

组成：酒大黄 10g，焦三仙各 10g，鸡内金 10g，枳壳 10g，厚朴 10g，青皮 10g，木香 3g，没药 3g。

用法：水煎服，每天 1 剂，分 2 次服。

主治：上消化道溃疡初期属实证者。

4. 元胡止痛颗粒剂

用法：每次 1g，每天 3 次。孕妇慎用；阴虚火旺者慎用。

主治：消化性溃疡。

5. 安胃疡

用法：每次 0.4g，每天 4 次。

主治：消化性溃疡。

【其他治疗】

1. 穴位治疗

艾灸可选用双侧足三里、公孙穴，以自感温热为度，适用于脾胃虚寒证患者。耳针可选取胃、交感、神门（胃溃疡），或十二指肠、交感、神门（十二指肠溃疡）。

2. 脐疗

取麝香暖脐膏（当归、白芷、乌药、小茴香、大茴香、香附各 4g，木香 2g，乳香、没药、丁香、肉桂、沉香各 1g，人工麝香 0.5g），烘热后敷于神阙穴，每天 2 次，痛止即停用。用于虚寒或气滞证患者。

【药膳】

1. 大枣冬菇汤

组成：干冬菇 20 只，优质大枣 8 枚，姜片 4g，味精、盐、料酒、熟花生油各适量。

做法：将干冬菇用温水洗净泥沙；大枣洗净。取炖盅 1 只，加清水，放入大枣、冬菇以及盐、味精、熟花生油、料酒、姜片，盖上盖，放入蒸笼，用急火蒸 1 小时，出笼起盅即成。

功效主治：益智健脑，增强免疫力。常作为各种气血不足、脾胃虚弱、肠胃溃疡、癌症患者等的保健菜肴。

2. 银耳羹

组成：银耳 25g，饴糖适量。

做法：将银耳用温水浸泡，水发后加少许饴糖，隔水炖熟。每天 1 剂，可常服。

主治：适用于溃疡病伴有胃部虚寒、反酸、食欲较差、大便不成形的患者。

【预防】

1.消化性溃疡的形成和发展与胃液中的胃酸和胃蛋白酶的消化作用有关，

故切忌空腹工作和空腹就寝。

2.溃疡反复发作危害更大。在短时间内（2～4周）使溃疡愈合达瘢痕期并不困难，而关键是防止溃疡复发。戒除不良生活习惯，减少烟、酒、辛辣食物、浓茶、咖啡及某些药物的刺激，对溃疡的愈合及预防复发有重要意义。

二十三、功能性消化不良

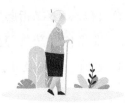

功能性消化不良（FD）是指由胃和十二指肠功能紊乱引起的，而无器质性疾病的一组临床综合征。临床可见上腹痛、上腹胀、早饱、嗳气、食欲减退、恶心、呕吐等不适症状。症状可持续或反复发作，病程超过 1 个月或在过去的 1 年中累计超过 12 周。其在中医里属于"脘痞""胃痛""嘈杂"等范畴，其病在胃，涉及肝、脾等。

 【病因】

1. 中医病因

中医学认为脾虚是本病发病的基础，肝郁是发病的条件，胃气不降是引发诸症的原因。本病多由饮食、劳倦、情志所伤导致。

由于饮食过度、营养过剩损伤脾胃；同时随着生活节奏的加快，精神日趋紧张，压力增加，久思抑郁气机，损伤脾胃。脾气虚弱，运化失司，形成食积、湿热、痰瘀等病理产物，阻于中焦，使胃的气机阻滞、升降失常，导致胃肠运动功能紊乱。

2. 西医病因

（1）进食后胃底容受舒张发生障碍、胃窦与十二指肠运动协调紊乱及内脏高敏等因素与功能性消化不良发病有关。

（2）胃肠动力障碍，包括胃排空延缓、胃十二指肠运动协调失常等。

（3）内脏感觉过敏，功能性消化不良患者胃容量明显低于常人。

（4）胃炎、十二指肠炎影响。

（5）非甾体类药物等损伤胃黏膜，影响消化。

（6）心理、环境及社会因素可影响、加重功能性消化不良患者的临床表现。

【临床表现】

1. 上腹痛

为常见症状，与进食有关，一般表现为餐后痛，或饥饿痛、进食后缓解，疼痛无规律性。

2. 上腹胀和上腹烧灼感

多发生于餐后，或呈持续性进餐后加重。

3. 早饱和餐后饱胀

早饱是指进食后不久即有饱感，以致摄入食物明显减少；餐后饱胀指食物长时间存留于胃内引起的不适感。早饱和上腹胀常伴有嗳气。

4. 精神症状

部分患者可伴有失眠、焦虑、抑郁、头痛、注意力不集中等精神症状。上腹痛、上腹胀、早饱、嗳气、食欲减退、恶心、呕吐等症状可同时存在。

【治疗单方】

1. 山楂

用法：干山楂20g，洗净食用或制成山楂饮（先将20g干山楂放入砂锅内，加适量清水煎汤，剩一杯水左右为宜，去渣留汁加白糖适量，即可饮用）。

功效：消食健胃，行气散瘀，化浊降脂。

2. 陈皮

用法：陈皮泡茶饮，每次 2～3g 即可。

主治：适宜脾胃气滞、脘腹胀满、消化不良、食欲减退、咳嗽多痰之人食用。

3. 鸡内金

用法：将鸡内金晒干研末，冲水服用，每天 3 次，每天 10g。

功效：健胃消食，涩精止遗，通淋化石。

【治疗验方】

1. 柴胡疏肝散

组成：柴胡 10g，白芍 15g，香附 10g，陈皮 10g，枳壳 10g，木香 10g，乌药 10g，槟榔 10g，沉香（后下）3g，甘草 3g。

用法：水煎服，每天 1 剂，分 2 次服。

主治：肝胃不和、抑郁导致的功能性消化不良，症见上腹部胀满、攻撑作痛、嗳气频繁，每因情志因素而发作，苔多薄白，脉弦，平素情绪抑郁或易怒。

2. 保和丸

组成：山楂 18g，神曲 6g，半夏、茯苓各 9g，陈皮、连翘、莱菔子各 3g。

用法：以上诸药加水 400ml，煎取汁 300ml，分 3 次饭后服，每天 1 剂；或者可以使用中成药保和丸。

功效主治：消食导滞，和胃。主治食积停滞所致的脘腹胀满、嗳腐吞酸、不欲饮食。

3. 枳术丸

组成：白术 12g，枳实 6g。

用法：上药加水 300ml，煎取汁 200ml，分 2 次饭前服，每天 1 剂。

功效主治：健脾消食，行气化湿。主治脾胃虚弱所致的食少不化、脘腹痞满。

【温针灸治疗】

选穴中脘、天枢、足三里、内关、三阴交、背俞（脾俞穴、胃俞穴）。常规消毒，采用平补平泻法。得气后，将一段 2cm 左右的艾条插在针尾处，点燃其下端，施以温针灸，待艾条烧完（约 30 分钟）后出针（为防止燃烧的艾条灼伤皮肤，可以在艾条下方的皮肤处铺上一片硬纸板）。每天 1 次，连续 2 周。

【药膳】

1. 猪肚粥

组成：猪肚 100g，粳米 60g，调料适量。

做法：将猪肚洗净煮熟，切丝备用；将粳米、猪肚丝放入锅中，加水煮粥，加适量调料。

主治：经常食用可治疗脾虚气弱、食欲减退、消化不良等。

2. 陈皮粥

组成：陈皮 10g（鲜者加倍），大米 100g。

做法：将陈皮择净、切丝，水煎取汁，加大米煮为稀粥服食，每天 1 剂，连续 3~5 天。

功效主治：和胃理气，化痰止咳。适用于脾胃亏虚所致的脘腹胀满、胁肋疼痛、嗳气频作、食欲不振、纳差食少、恶心呕吐、咳嗽痰多。

【预防】

1. 避风寒，慎起居，劳逸有度。
2. 减轻精神压力，适当进行体育锻炼，合理规划饮食结构等。
3. 需要注意与器质性疾病鉴别，注意随访跟踪。

二十四、肠易激综合征

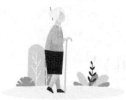

肠易激综合征（IBS）是一组持续或间歇发作，以腹痛、腹胀、排便习惯和（或）大便性状改变为特征而缺乏胃肠道结构和生化异常等器质性病变的肠道功能紊乱性疾病。

【病因】

1. 中医病因

中医学认为，本病早期除先天禀赋不足者属于虚证外，大多数发生于青壮年，多属于实证。女性多因郁怒伤肝，肝郁气滞；男性多因寒湿或饮食劳倦损伤脾胃，继则正气亏虚。

2. 西医病因

（1）胃肠道动力紊乱　肠易激综合征患者小肠消化间期移行性复合运动异常，周期明显缩短；空肠出现较多离散的丛集收缩波，腹痛发作者中多数与之有关。

（2）内脏感觉异常　研究发现，肠易激综合征患者多数具有对管腔（直肠）扩张感觉过敏的临床特征，其平均痛觉阈值下降，直肠扩张后的不适程度增强或有异常的内脏-躯体放射痛，提示脊髓水平对内脏感觉信号处理的异常。

（3）精神心理因素　心理应激对胃肠道功能有显著影响，在肠易激综合征症状的诱发、加重和持续化中起重要作用，相当一部分患者伴有心理障碍，其中以焦虑、抑郁为主。

（4）**肠道感染** 部分肠易激综合征患者在发病前有肠道感染史，其与感染具有一定的相关性。

（5）**胃肠道激素** 某些胃肠道肽类激素可能与 IBS 症状有关。

（6）**其他因素** 部分肠易激综合征患者的症状与食物有关。某些食物可加重肠易激综合征患者的症状。食物中的纤维发酵可能是气体产生过多的原因。此外，肠道菌群紊乱可能也是产生症状的原因之一。

【临床表现】

1. 腹痛

腹痛是肠易激综合征的主要症状，以下腹和左下腹多见，伴有大便次数或性状的异常。腹痛多于排便后缓解。

2. 腹泻

持续性或间歇性腹泻，粪量少，多呈糊状，含大量黏液；夜间不出现，可因进食诱发。部分患者可有腹泻与便秘交替出现的现象。

3. 便秘

排便困难，大便干结、量少、表面可见黏液，便秘可间断或与腹泻交替出现，常伴排便不尽感。

【治疗单方】

1. 黄连

用法：盐酸小檗碱是黄连中提取的主要成分。口服，每次 200mg，每天 3 次，2 周为 1 个疗程。

功效：清热燥湿，泻火解毒。

2. 香附

用法：香附 6～9g，水煎服，每天 1 次。

功效：疏肝解郁，理气宽中，调经止痛。

3. 番泻叶

用法：病症轻者 3～6g，重者 20～30g，用开水浸泡 15 分钟，代茶饮。

功效主治：泻热导滞。主治热结便秘、积滞腹胀。以腹胀、便秘表现为主的患者，症状明显改善或完全消失时停药。

【治疗验方】

1. 民间验方

组成：柴胡、白芍、枳壳、半夏、厚朴、茯苓、苏梗、栀子、干姜、生姜各 9g，生甘草 9g，大枣 3 枚。

用法：水煎服，每天 1 剂，分 3 次服。

主治：功能性消化不良。对胃肠道平滑肌有双向调节作用，同时具有镇静镇痛作用。

2. 参苓白术丸（颗粒）

用法：每次 6～9g，每天 2 次。

功效主治：补脾胃，益肺气。用于脾胃虚弱所致的食少便溏、气短咳嗽、肢倦乏力。

3. 补脾益肠丸

用法：每次 6g，每天 3 次。

功效主治：补中益气，健脾和胃，涩肠止泻。主治腹泻腹痛，腹胀肠鸣，黏液血便或阳虚便秘等症。

4. 人参健脾丸

用法：每次 6g，每天 2 次。

主治：适用于脾虚湿阻导致的泄泻。

5. 固本益肠片

用法：每次 8 片，每天 3 次。

功效主治：健脾温肾，涩肠止泻。适用于脾虚或脾肾阳虚所致慢性泄泻，症见慢性腹痛腹泻、大便清稀、食少腹胀、腰酸乏力、形寒肢冷。

6. 四神丸

用法：每次 9g，每天 1～2 次。

主治：适于脾肾阳虚导致的泄泻。

7. 葛根芩连微丸

用法：每次 6g，每天 2 次。

功效主治：解肌，清热，止泻止痢。适用于泄泻痢疾、身热烦渴、下痢臭秽。

8. 香连丸

用法：每次 6g，每天 2 次。

主治：适用于脾胃湿热导致的泄泻。

9. 麻仁丸

用法：每次 6～9g，每天 2 次。

功效主治：润肠通便。主治肠燥便秘。

10. 麻仁润肠丸

用法：每次 6g，每天 3 次。

主治：适用于肠道燥热导致的便秘。

11. 四磨汤口服液

用法：每次 10ml，每天 3 次。
主治：适用于肝郁气滞导致的便秘。

【其他治疗】

1. 针刺疗法

可取足三里、天枢、脾俞等穴位。耳针可选交感、皮质下、小肠、大肠等穴位。

2. 外治法

将蛇床子、吴茱萸研末，每次取 1.5g 敷脐，24 小时更换 1 次。

【药膳】

1. 参芪薏仁粥

组成：党参 10g，薏苡仁 30g，黄芪 15g，生姜 10g，大枣 10g。
做法：将党参、大枣、黄芪、薏苡仁洗净后一起置砂锅中，加水适量，用武火烧沸后改用文火煮，至薏苡仁熟烂后，加入生姜片，再煮 5 分钟即可。
主治：适用于脾胃虚弱型患者，多因脾胃虚弱失于健运而发病，常在进餐后即觉腹痛不适，且欲排便，其粪便稀薄或不成形，便后则舒，并伴有神疲乏力、面色无华等表现。

2. 参莲大枣粥

组成：党参 10g，莲子 10g，大枣 10 枚，粳米 50g。

做法：将党参、莲子研末备用；将大枣用水略煮，去皮核，取枣肉切碎；以煮枣水将枣肉、党参末、莲子末和粳米同煮为粥，早、晚各1次，温热服食。

主治：适用于肝郁气滞型患者，多因肝气郁结、气机不畅而发病，常有腹痛闷胀，或两胁窜痛，或频繁排气的症状，并伴有腹痛欲泻、排便先难后易、大便常呈团块状、舌质红等表现。

 【预防】

1.避免精神刺激、消除紧张情绪、保持乐观的态度十分重要。本病多在思想负担重、情绪紧张、焦急、愤怒、抑郁、恐惧等情况下发病。

2.适当、积极锻炼身体，增强体质。

3.对不可耐受的食物，如虾、鳖、牛奶、花生米等尽量避免食用，辛辣、油腻、生冷食物及烟酒均要禁忌食用。同时避免泻药及理化因素对肠道的刺激。饮食定量，不过饥过饱，养成良好的饮食习惯。

二十五、慢性腹泻

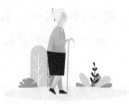

腹泻是指排便次数增多（＞3 次/天），粪便量增加（＞200g/d），粪质稀薄（含水量＞85％）。病程超过 3 周或长期反复发作者为慢性腹泻。

【病因】

1. 中医病因

（1）感受外邪　外感寒、湿、暑、热之邪常可引起泄泻，其中以湿热最为多见。

（2）饮食所伤　误食不洁之物，或饮食过量，或恣食生冷、肥甘，可化生寒、湿、热、食滞之邪，致脾运失职，升降失调，清浊不分，导致泄泻。

（3）情志失调　忧郁恼怒，肝气郁结；或忧思伤脾，脾失健运，致气机升降失常，导致泄泻。

（4）病后体虚　久病失治，脾胃受损，病程日久伤肾，致脾失温煦，运化失职，导致泄泻。

（5）禀赋不足　由于先天不足，禀赋虚弱；或素体虚弱，脾胃不能受纳运化，从而出现泄泻。

2. 西医病因

（1）全身性疾病　甲状腺功能亢进、糖尿病、慢性肾功能不全（尿毒症）、自身免疫性疾病（如系统性红斑狼疮）、硬皮病、动脉粥样硬化、食物过敏等均与慢性腹泻有关。

（2）肝、胆、胰疾病　肝炎、肝硬化、肝癌、慢性胰腺炎、胰腺癌、胆囊切除术后。

（3）胃肠道疾病　胃肠道肿瘤、炎症性肠病、功能性肠易激综合征、功能性腹泻、感染性肠结核、阿米巴肠病、慢性细菌性痢疾（简称菌痢）、真菌感染、药源性多种药物或药物间相互作用可以引发慢性腹泻。

【临床表现】

慢性腹泻的临床表现为大便次数增多，便稀或不成形，有时伴黏液、脓血。小肠病变引起的腹泻的特点是腹部不适，多位于脐周，并于餐后或便前加剧，无里急后重，大便量多、色浅、次数可多可少；结肠病变引起的腹泻的特点是腹部不适、位于腹部两侧或下腹、常于便后缓解或减轻，排便次数多且急，大便量少、常含有血及黏液；直肠病变引起者常伴有里急后重。因导致腹泻的病因不同，伴随症状各异，例如发热、消瘦、腹部包块等。

【治疗单方】

1. 石菖蒲

用法：石菖蒲 30g，水煎服，分 3 次温服，7 天为 1 个疗程。

功效：镇静，抗真菌。石菖蒲煎剂内服能促进消化液的分泌，缓解肠平滑肌痉挛。

2. 大蒜

用法：红皮蒜 1 个，捣烂敷脐部，每天换药 1 次，至痊愈。

功效：解毒消肿，杀虫，止痢。

3. 马齿苋

用法：马齿苋鲜品 150g 或干品 75g，水煎服，每天 3 次，1～2 个月可显效。

功效：清热解毒，凉血止血，利湿消肿，消炎利尿，止渴止痢。

4. 猴头菌

用法：猴头菌干品粉碎，每天 7g，用 500～1000ml 开水冲服，20 天可显效。

功效主治：助消化，利五脏。用于治疗消化不良、胃溃疡、胃痛、胃炎、胃胀及神经衰弱等病症。

【治疗验方】

1. 益气止泻汤

组成：黄芪 15g，党参 15g，制附子 9g，乌梅 10g，诃子 10g，木香 10g，川黄连 3g，地锦草 15g，马齿苋 15g。

功效主治：益气温肾，扶正固涩。主治久泻腹痛，便形不实或夹黏冻（慢性痢疾、溃疡性结肠炎）。

2. 芡实莲枣汤

组成：芡实 15g，莲子 12g，大枣 5 枚。

用法：水煎服，每天 1 剂。

功效主治：健脾益气，和胃止泻。主治脾虚久泻。

3. 二术汤

组成：白术 30g，苍术 15g，车前子（包）15g，干姜 6g。

用法：水煎服，每天 1 剂。

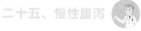

功效主治：燥湿健脾，利水止泻。主治寒湿腹泻。

 【针刺治疗】

可取足三里、天枢、脾俞等穴位。耳针可选交感、皮质下、小肠、大肠等穴位。

 【药膳】

1. 糯米山药莲肉粥

组成：糯米 100g，莲子肉 30g，淮山药粉 30g，大枣 10g。

做法：将糯米、莲子肉、大枣洗净后放于锅内，加水适量煮沸，然后用文火焖至成粥，再加入淮山药粉并搅拌，稍煮片刻即可食用。食用时随自己口味加糖。

功效主治：健脾祛湿，和胃止泻。适用于小儿胃肠功能紊乱、泄泻。

2. 黄芪粥

组成：生黄芪 30～60g，粳米 100g，红糖适量，陈皮 1g。

做法：将生黄芪浓煎后去渣取汁，加入粳米一起煮粥，煮熟后加入适量红糖、陈皮，再煮沸即可食用。

功效主治：有补中益气、健脾养胃、消肿利水的作用。适用于中气不足、内伤劳倦所致体虚自汗、慢性腹泻、慢性肾炎、慢性肝炎、疮疡溃烂久不收口，以及年老或体弱浮肿等一切气血不足之病症。

注意：阴虚火旺，舌质红脉数者忌食。

3. 鲫鱼羹

组成：大鲫鱼 1000g，陈皮、缩砂仁、荜茇、胡椒各 10g，大蒜 2 头，泡辣椒 10g，盐、葱、酱油、油各适量。

做法：在鲫鱼腹内装入陈皮、缩砂仁、毕茇、胡椒、大蒜、泡辣椒及盐、葱、酱油；将鲫鱼放入油锅内煎熟，加入适量水，用小火炖煮成羹即成，空腹食用。

功效主治：有醒脾暖胃作用。适用于脾胃虚寒之慢性腹泻、慢性痢疾等病症。

【预防】

1. 避免食用过敏性食物。

2. 禁忌食用粗粮、生冷瓜果、冷拌菜等；含粗纤维多的韭菜、芹菜、榨菜等；坚硬不易消化的肉类，如火腿、香肠、腌肉等；刺激性食物，如辣椒、烈酒、芥末等；肥肉、油酥点心等高脂肪食物。

二十六、便秘

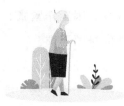

便秘指的是排便困难或费力、排便不畅、大便次数减少、粪便干结量少。通常以排便频率减少为主，一般 2 天以上未排便，提示存在便秘。便秘的分类按病程或起病方式可为急性便秘和慢性便秘；按有无器质性病变可分为器质性便秘或功能性便秘；按粪块积累的部位可为结肠便秘和直肠便秘。习惯性便秘是由于长期便秘而滥用泻药，使肠道的敏感性减弱，形成对泻药的依赖性，属于功能性便秘。

【病因】

1. 中医病因

（1）饮食不节　过食肥甘厚味，导致肠胃积热、大便干结；或恣食生冷，致阴寒凝滞、胃肠传导失司，造成便秘。

（2）情志失调　忧愁思虑过度，或久坐少动，导致气机郁滞、通降失常、传导失司，糟粕不得下行，而致大便秘结。

（3）年老体虚　素体虚弱或产后、病后及年老体弱之人气血两虚，气虚则大肠传送无力，血虚则津枯肠道失润，导致大便干枯、便下困难。

2. 西医病因

（1）器质性疾病　肿瘤，炎症性肠病，各种原因引起的肠腔狭窄、梗阻等，直肠、肛门病变。

（2）功能性疾病　便秘型肠易激综合征，进食量少或食物缺乏纤维素或水分不足，对结肠运动的刺激减少。因工作紧张、生活节奏过快、工作性质和时间变化、精神因素等干扰正常的排便习惯。

（3）动力障碍性疾病　肠道神经或肌肉病变，先天性巨结肠。

（4）系统性疾病　内分泌疾病如甲状腺功能减退、糖尿病等，以及帕金森病、脊髓损伤、风湿免疫性疾病等。

（5）药物因素　服用阿片制剂、精神病类药、抗胆碱能药、抗惊厥药、钙通道阻滞剂等。

【临床表现】

便秘常表现为大便干结、硬便，排便艰难、费力，排便不畅和排便不尽感，便意、便次少，可同时伴有腹痛或腹部不适。部分患者还可伴有失眠、烦躁、多梦、抑郁、焦虑等精神心理障碍。

【治疗单方】

1. 大黄

用法：把大黄研成干燥粉末，用 70％乙醇调糊敷脐，每天 1 次。

主治：老年人习惯性便秘、消化能力差、纳少。

2. 决明子

组成：炒决明子 10～15g。

用法：先将决明子打碎，水煎 10 分钟左右，每晚 1 剂，或分早、晚 2 次服用。

功效：润肠通便，降脂明目。

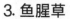

3. 鱼腥草

用法：鱼腥草 5～10g，用白开水浸泡 10～12 分钟，代茶饮。

主治：习惯性便秘。

4. 枳实

用法：枳实 6～10g，水煎服，每天 1 剂。

主治：对老年人习惯性便秘效著。

【治疗验方】

1. 瓜蒌饮

组成：瓜蒌 30g，玄明粉 10g。

用法：水煎服，每天 1 剂。

主治：适用于年老体弱便秘患者。

2. 麻仁丸

用法：每次 6～9g，每天 2 次。

功效主治：润肠通便。主治肠燥便秘。

3. 麻仁润肠丸

用法：每次 6g，每天 3 次。

主治：适用于肠道燥热导致的便秘。

4. 四磨汤口服液

用法：每次 10ml，每天 3 次。

主治：适用于肝郁气滞导致的便秘。

❖【针刺治疗】

可针刺大肠俞、天枢、支沟、上巨虚等穴位，主治便秘实证；可针刺天枢、足三里、三阴交、大肠俞等穴位，主治便秘虚证。

❖【药膳】

1. 核桃饮

组成：核桃仁适量，白糖适量。

做法：将核桃仁微炒后捣烂，加入少许白糖搅拌均匀，用开水冲服，每次15g，每天2次，2周为1个疗程。

主治：年老体弱，大便秘结不通或伴有痔疮者。

2. 萝卜汤

组成：红萝卜150g。

用法：将红萝卜洗净，去皮切块，煮汤服。

主治：适用于长期便秘且伴有消化不良的患者。对食积便秘较适宜。

3. 桑椹香蕉果盘

组成：鲜桑椹100g，香蕉100g，苹果100g，梨100g，蜂蜜100ml。

用法：将桑椹洗干净、去柄，香蕉去皮、切小段，苹果、梨去皮、去核、切小段，用蜂蜜搅拌均匀即可。

功效主治：补肝肾，润肠通便。适用于便秘兼有失眠及阴虚火旺者。

❖【预防】

1. 避免进食过少或进食过于精细、缺乏纤维的食品，以免减少对结肠运动的刺激。

2.避免排便习惯受到干扰。在精神因素、生活规律的改变、长途旅行过度疲劳等未能及时排便的情况下，易引起便秘。

3.避免滥用泻药。滥用泻药会使肠道的敏感性减弱，形成对某些泻药的依赖性，造成便秘。

4.合理安排生活和工作，做到劳逸结合。适当的文体活动，特别是腹肌的锻炼有利于胃肠功能的改善，对于久坐少动和精神高度集中的脑力劳动者更为重要。

5.养成良好的排便习惯，每天定时排便，形成条件反射，建立良好的排便规律。有便意时不要忽视，及时排便。排便的环境和姿势尽量方便，避免抑制便意、破坏排便习惯。

6.建议患者每天至少喝 6 杯 250ml 的水，进行中等强度的锻炼，并养成定时排便的习惯（每天 1～2 次，每次不多于 5 分钟）。睡醒及餐后结肠的动作电位活动增强，将粪便向结肠远端推进，故晨起及餐后是最易排便的时间。

7.及时治疗肛裂、肛周感染、子宫附件炎等疾病。泻药应用要谨慎；不要使用洗肠等强烈刺激方法。

二十七、胆石症

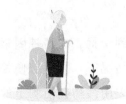

　　胆石症是指胆道系统的任何部位内发生结石的疾病。根据结石的化学成分可分为胆固醇结石和胆色素结石两大类；根据结石所在位置可分为胆囊结石、胆囊管结石、胆总管结石及肝内胆管结石等。

【病因】

1. 中医病因

　　(1) 气机郁滞　　肝气郁结，肝胆疏泄失常，脾胃运化失司而引发。

　　(2) 湿热内阻　　肝胆气滞血瘀，瘀而化热，热积不散，则酿腐成脓；或与脾湿交蒸，湿热蕴结而引发。

　　(3) 脓毒内攻　　肝胆气滞，瘀而化热，热积不散，热腐成脓；并热毒化火，火毒扩散，而入营血。

2. 西医病因

　　(1) 胆固醇结石　　胆固醇代谢失调、结合胆红素的酶性和非酶性水解、非结合胆红素和钙的沉积均可造成胆固醇结石的形成。雌激素、肥胖、妊娠、口服避孕药、糖尿病、高脂肪饮食等均与胆石症的发生有关。

　　(2) 胆色素结石　　胆色素结石的发生与胆红素的去结合及沉淀有关。溶血性贫血、胆汁淤积、肝硬化、地中海贫血等因素都可引起胆囊结石。此外，胆道细菌和寄生虫感染也可引起胆囊结石。

【临床表现】

1. 无症状胆囊结石

大多数患者无症状，仅在体检、手术和尸检时发现，也称为静止性胆囊结石。

2. 胆绞痛

疼痛位于右上腹或上腹部，呈阵发性，或者持续疼痛阵发性加剧，可向右肩胛部和背部放射，可伴恶心、呕吐。疼痛可由饱食诱发。

3. 上腹隐痛

多数患者仅在进食过量、吃高脂食物、工作紧张或疲劳时感到上腹部或右上腹隐痛。

4. 胆囊积液

胆囊结石长期嵌顿或阻塞胆囊管但未合并感染时，可形成胆囊积液。

5. 急、慢性胆囊炎

胆石症可诱发急、慢性胆囊炎，可见急、慢性胆囊炎的临床症状，如反复发作性腹痛、食欲减退、恶心呕吐，或伴寒战、高热等全身症状。

6. 胆总管结石和胆管炎、肝内胆管结石

胆石症可致肝内梗阻、胆汁淤积，诱发胆管炎。肝内胆管结石可伴有黄疸、寒战、发热等症状。

◈【治疗单方】

1. 蒲公英

用法：蒲公英鲜品 250g，每天煎服 1 次，连服十余天。
功效：清热解毒，消肿散结，利尿通淋。

2. 金钱草

用法：金钱草 50～60g，水前服，每天 3 次，每次加水 1000ml，30 天为 1 个疗程。每天饮水量在 2000ml 以上，排石率优于苯丙醇（利胆醇）。
功效：利湿退黄，利尿通淋，解毒消肿。

3. 佛手

用法：佛手的酒浸剂，适量内服。
主治：对胆石症引起胆绞痛经常发作者，可起到长期缓解作用。

◈【治疗验方】

1. 利胆丸

组成：茵陈 12g，龙胆草、郁金、木香、枳壳各 9g，猪胆液、羊胆液共 500g，蜂蜜适量。
用法：将茵陈、龙胆草、郁金、木香、枳壳研末，加猪胆液和羊胆液（现将胆液熬浓到 250g），拌入药粉，加适量蜂蜜成丸，每丸重 9g，早、晚各服 1 丸。
主治：胆石症。

2. 利胆排石汤

组成：翠云草、虎杖、蒲公英、黄芩、黄柏、广香、枳壳、茵陈、凤尾草、柴胡各 500g，大黄、郁金各 250g，赭石 150g。

用法：将上述药物煮 3 次，约为 15000ml，再浓缩成 8000ml，分装瓶内，高压消毒后备用。每天 3 次，每次服用 20～30ml。

主治：胆石症。

3. 茵陈胆道汤

组成：茵陈 8g、山栀子 12g、黄芩 15g、枳壳 10g、木香 10g、大黄 10g、金钱草 60g、柴胡 10g。

用法：水煎服，每天 3 次，每次 100ml。

主治：肝胆管结石。

◈【其他治疗】

1. 针灸疗法

取穴阳陵泉、胆囊穴、足三里、胆俞。耳针可选交感、神门、肝、胆等穴。

2. 肛滴疗法

成分：大黄 15g，莱菔子 15g，芒硝 10g，枳壳 10g，厚朴 10g，延胡索 10g，郁金 10g，柴胡 10g，赤芍 12g，金银花 30g，蒲公英 30g，茵陈 30g，金钱草 30g。

用法：将上药浓煎至 100ml；将灌肠器插入肛门内 10cm，以每分钟 20～30 滴的速度将药液滴入。

主治：胆石症但不能口服药物者。

◈ 【药膳】

1. 猪蹄汤

组成：猪蹄 1 只，调味料适量。

做法：将猪蹄洗净、剁块，炖烂。吃时加入调味料，力求美味可口。要尽量多饮汤。不能吃猪蹄的患者，可用猪肘或猪油炒鸡蛋代替。

主治：本法适用于结石小于 15cm 的胆石症，以及胆囊炎、胆囊术后残余结石。若结石过大、胆总管畸形等非本法所宜。胆囊炎患者应在炎症消失后运用本法为好。胆石症极易复发，患者平时应注意饮食卫生，每隔 2～3 月排石 1 次，避免复发。

2. 金钱草粥

组成：金钱草 60g，粳米 100g，冰糖 20g。

做法：将金钱草水煎取汁，去渣加粳米、冰糖，煮粥。

主治：适用于胆囊结石反复发作、口干口苦、小便色黄者。

◈ 【预防】

1. 平素保持开朗乐观的情绪，使情志通畅、肝气调和，从而防止肝气郁结、胆汁淤滞和结石产生。

2. 饮食上要注意清淡，少食肥甘油腻，防止胆固醇过高和胆固醇结石的产生；同时注意饮食卫生，避免寄生虫从口入，防止肝胆管色素性结石形成。

3. 对久坐之人应强调进行户外活动，如做操、跑步、散步等锻炼，以促进体内胆固醇代谢。

二十八、白内障

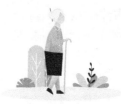

白内障是指各种原因引起的晶状体代谢紊乱，导致晶状体蛋白质变性而发生混浊的眼病。此时光线被混浊晶状体阻扰而无法投射在视网膜上，导致视物模糊。这是一种致盲的常见眼病。在临床上可分为先天性与后天性两大类。前者晶状体的混浊多无明显发展，而后者晶状体的混浊通常属于进行性的。

【病因】

1. 中医病因

多因年老体衰，肝肾两亏，精血不足，或脾肾阳虚，或气血两虚，或脾虚湿热等，精气不能上荣于目，晶珠失养所致。

2. 西医病因

（1）先天性白内障　又叫发育性白内障，多在出生前后即已存在，多为静止型，可伴有遗传性疾病。有内生性与外生性两类。内生性者与胎儿发育障碍有关；外生性者是由于母体或胎儿的全身病变对晶状体造成损害所致。先天性白内障分为前极白内障、后极白内障、绕核性白内障及全白内障。

（2）后天性白内障　出生后由全身疾病或局部眼病、营养代谢异常、中毒、变性及外伤等原因所致的晶状体混浊，分为 6 种：①老年性白内障，最常见，多见于 40 岁以上，且随年龄增长而增多，与多因素相关，如老年人代谢缓慢发生退行性病变、日光长期照射、内分泌紊乱、代谢障碍等。②并发性白内障（并发于其他眼病）。③外伤性白内障。④代谢性白内障。⑤放射性白内障。⑥药物及中毒性白内障。

【临床表现】

单侧或双侧性，两眼发病可有先后，以晶状体皮质灰白色混浊为主要表现，视力进行性减退。由于晶状体皮质混浊导致晶状体不同部位屈光力不同，可有眩光感，或单眼复视，老视减轻或近视度数增加等。

【治疗单方】

1. 枸杞子

用法：枸杞子 30g，每天代茶饮。
功效主治：滋肾润肺、补肝明目。主治目赤生翳。

2. 蝉蜕

用法：蝉蜕 9 只，研粉。用开水或黄酒送服。
主治：治疗白内障，能明显提高视力。

【治疗验方】

1. 石决明散

组成：石决明 30g，草决明 30g，赤芍 15g，青葙子 15g，麦冬 15g，羌活 3g，山栀子 15g，木贼草 15g，大黄 15g，荆芥 6g。
用法：上药研为细末，令匀。每服 10g。
主治：肝热上扰所致头痛目涩、晶珠混浊。

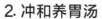

2. 冲和养胃汤

组成：白茯苓、柴胡、人参、甘草、当归、白术、升麻、葛根、白芍、羌活、黄芪、防风、五味子、黄连、黄芩各等分。

用法：水煎服，每天 1 剂，分 2 次温服。

主治：老年性白内障初发期。

3. 熟地首乌汤

组成：熟地黄 15g，制首乌 9g，枸杞子 9g，玄参 12g，黄精 9g，灵磁石（先煎）30g。

用法：水煎服，每天 1 剂。

主治：年老阴虚体弱之早期白内障。

4. 杞菊地黄丸

用法：口服。大蜜丸一次 1 丸，每天 2 次。

主治：用于肝肾阴亏所致眩晕耳鸣、畏光、迎风流泪、视物昏花。

5. 石斛夜光丸

用法：口服，每次 6g，每天 2 次。

功效主治：滋养肝肾，明目。适用于肝肾阴虚型老年性白内障，对脾虚型者不宜。

6. 补益蒺藜丸

用法：每次 2 丸，每天 2 次。

功效主治：健脾益气。用于视物昏花、精神倦怠、乏力短气、纳差便溏、面色无华。

【针刺治疗】

可针刺睛明、球后、鱼腰、合谷、足三里、三阴交等穴位，每天或隔天 1

次，每次 2~3 穴，8~10 次为 1 个疗程。

◈【药膳】

1. 桑寄生煮鸡蛋

组成：桑寄生 15g，鸡蛋 2 个，白糖适量。

做法：将桑寄生洗净，鸡蛋煮熟去壳，一起放入锅内，加适量水，煮 25 分钟，加入白糖即可。每天 1 次。

功效：退目翳，明眼目。

2. 参芪鸡

组成：党参 30g，黄芪 60g，母鸡 1 只，调味料适量。

做法：将党参、黄芪装入纱布袋，放入母鸡肚中，炖至肉熟烂，弃布袋，加适量调味料食用。3~5 天 1 剂。

主治：此方适用于脾虚气弱型白内障，症见视物昏花、精神倦怠、肢软无力、面色苍白、纳食少、大便稀溏。

◈【预防】

晶状体混浊是不可逆的，应当早期检查、早期诊断、早期治疗。老年性白内障患者白内障尚未成熟时，在选用药物治疗的同时，除应经常观察视力变化外，特别要注意眼压的变化，因为膨胀期的晶状体可能导致青光眼。随着晶状体混浊的改变，眼的屈光状态也会发生变化，因此患者要及时调整眼镜的度数。为防止白内障的发生和发展，在阳光较强的地方工作时，应佩戴防护眼镜，保护眼睛。

二十九、肝硬化

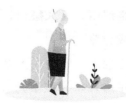

肝硬化是临床常见的慢性进行性肝病，由一种或多种病因长期或反复作用形成的弥漫性肝损害。病理组织学上有广泛的肝细胞坏死、残存肝细胞结节性再生、结缔组织增生与纤维隔形成，导致肝小叶结构破坏和假小叶形成，肝脏逐渐变形、变硬而发展为肝硬化。早期由于肝脏代偿功能较强可无明显症状，后期则以肝功能损害和门静脉高压为主要表现，并有多系统受累，晚期常出现上消化道出血、肝性脑病、继发感染、脾功能亢进、腹水、癌变等并发症。

◈ 【病因】

1. 中医病因

本病主要与情志郁结、饮酒过多、饮食不节、感染虫毒、黄疸日久等有关。

（1）情志不畅，气失条达　肝喜条达而主疏泄，情志郁结，横逆犯脾，可致肝郁脾虚；气为血帅，血为气母，肝郁气滞则血行不畅，使脉络瘀阻而形成积聚。脾虚则不能输布津液，致水湿内停，腹部逐渐胀大而形成臌胀。

（2）酒食不节，湿浊内生　酒食不节，饥饱失宜，或嗜食肥甘厚味，损伤脾胃；脾虚则运化失职，清阳不升，浊阴不降，以致清浊混淆，进一步壅塞中焦；脾土壅滞则肝木受累，气滞血瘀日久，则发生积聚；脾虚至甚，波及肾，开阖不利，三脏俱损，终成臌胀。

（3）湿热邪毒，留着不除　外感湿热邪毒（肝炎病毒等），或在疫区感染蛊毒等（日本血吸虫、华支睾吸虫等），未能及时治疗，湿热蕴结，留着不去，导致肝脾气血瘀滞、脉络痹阻，日久瘀积，而成积聚；随着病情迁延日久，肝脾受劫，水湿停聚，则成臌胀。

（4）劳欲过度，正虚邪恋　肾为先天之本，脾为后天之本。劳欲过度，伤及脾肾，复感受邪毒，正虚邪恋，积聚乃成。若失治误治；或病势自行发展，脾气愈虚，肾不化气，则湿积水生，气血凝滞而成臌胀。

2. 西医病因

（1）病毒性肝炎　在中国，主要以乙型肝炎病毒和丙型肝炎病毒感染为主。

（2）酒精　长期大量酗酒，是引起肝硬化的因素之一。

（3）营养障碍　多数学者认为营养不良可降低肝细胞对有毒和传染因素的抵抗力，而成为肝硬化的间接病因。

（4）接触工业毒物或使用药物　长期或反复地接触四氯化碳、含砷杀虫剂、黄磷等，或长期使用某些可致肝损害的药物，可产生中毒性或药物性肝炎，进而导致肝硬化。

（5）循环障碍　慢性充血性心力衰竭、慢性缩窄性心包炎可使肝内长期淤血缺氧，致肝细胞坏死及纤维化，最终发展为瘀血性肝硬化。

（6）遗传和代谢障碍　如血色病和肝豆状核变性（即铜代谢紊乱）等。

（7）胆汁淤积　肝内、外胆管阻塞或肝内胆汁淤积过久可发生肝硬化，可分为原发性和继发性胆汁性肝硬化。

（8）寄生虫感染　血吸虫寄生时，由于虫卵在汇管区刺激结缔组织增生，成为血吸虫病性肝纤维化，可引起显著的门静脉高压，亦称为血吸虫病性肝硬化。

（9）原因不明　部分肝硬化原因不明，称为隐源性肝硬化。

【临床表现】

1. 代偿期（一般属 Child-Pugh A 级）

症状轻且无特异性。可有肝炎临床表现，亦可隐匿起病。可有轻度乏力、腹胀、肝脾轻度肿大、食欲减退等。

2. 失代偿期（一般属 Child-Pugh B、C 级）

（1）全身症状　乏力、面色晦暗、尿少、下肢水肿等。

（2）消化道症状　食欲减退、腹胀不适、恶心、呕吐、胃肠功能紊乱甚至吸收不良综合征。

（3）出血倾向及贫血　齿鼻出血、紫癜、月经过多、贫血。

（4）内分泌障碍　男性乳房发育、蜘蛛痣、肝掌、性功能减退，女性闭经、不孕等。

（5）低蛋白血症　双下肢水肿、尿少、腹水、肝源性胸腔积液。

（6）门静脉高压症状　腹水、黄疸、胸腔积液、脾大、脾功能亢进、腹壁静脉曲张等。

3. 体征

呈肝病病容，面色黝黑而无光泽。早期肝大可触及，质硬，边缘钝；晚期缩小难以触及。晚期患者消瘦、肌肉萎缩，可见腹水、黄疸、腹壁静脉曲张，皮肤可见肝掌、蜘蛛痣等。

【治疗单方】

1. 大黄

用法：晚期肝炎肝硬化合并肝昏迷患者，在用抗昏迷治疗的同时以生大黄煎液（12g 生大黄煎煮为 1000ml）灌肠。

功效：泻热毒，破积滞，行瘀血。

2. 紫河车

用法：紫河车粉 6g，口服，每天 2 次，30 天为 1 个疗程，连续服用 2～3 个疗程。

功效：补气，养血，益精。

3. 半边莲

用法：半边莲全草制成 10% 或 20% 的煎剂，每天服用 300～480ml 的 10% 煎剂或 150～240ml 的 20% 煎剂，可加糖，分 3 次服。15～20 天为 1 个疗程。有效者可服用至腹水消失。

主治：可治疗晚期血吸虫病肝硬化腹水。

【治疗验方】

1. 葶苈杏仁汤

组成：葶苈子 30g，杏仁 20g。

用法：上 2 味加水煮汤，分数次服用。

功效：泻肺，行水利尿。

2. 益肝汤

组成：黄芪、葛根各 30g，枸杞子、桔梗各 12g，瓜蒌、丹参各 20g，蒲黄、五灵脂各 10g，白芍、山楂、三七粉各 15g，水牛角粉 2g。

用法：先煎前十味药，并取煎汁，再冲入三七粉及水牛角粉即成。分 2 次服用。

功效主治：益肝理脾，疏经通络，活血软坚。适用于慢性活动性肝炎，早期肝硬化见右胁隐痛、腹胀满、倦怠乏力、短气懒言、食欲减退、纳少、面色晦暗，或肝脾肿大触痛。

3. 苍牛防己汤

组成：苍术、白术、川牛膝、怀牛膝、防己、大腹皮各 30g。

用法：水煎服，每天 1 剂，分 2 次温服。

功效主治：健脾疏肝，活血利水。主治肝硬化腹水。

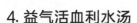

4. 益气活血利水汤

组成：黄芪、丹参、益母草、车前草各 30g，茯苓 20g，猪苓、泽泻、泽兰各 15g，党参、白术、防己、川椒目、大腹皮各 10g，甘草 3g。

用法：水煎服，每天 1 剂，分 2 次温服。

功效主治：健脾疏肝，活血利水。主治各种肝硬化中晚期，因肝脾失调，日久气血水互结体内形成积聚水臌者。

【针刺治疗】

可针刺期门、太冲、肝俞、膈俞等穴位，用于气滞血瘀证；可针刺期门、太冲、三阴交、膈俞、血海、脾俞、胃俞等穴位，用于瘀阻肝络证；可针刺章门、中脘、脾俞、胃俞、气海、血海、太冲等穴位，用于正虚瘀结之证；可针刺肝俞、膈俞、阳陵泉、支沟、足三里等穴位，用于肝区胀满疼痛者。耳针可选取肝、胃、皮质下、内分泌等穴进行治疗。

【药膳】

1. 茯苓鳖甲枣汤

组成：连皮茯苓 30g，鳖甲 10g，大枣 10 个，蜂蜜 5g。

做法：将茯苓洗净，用两大碗冷水浸 1 小时；大枣用温水泡发软后洗净；将鳖甲、茯苓连同浸液倒入锅内，用小火煮 30 分钟，加大枣再煮 30 分钟至大枣酥烂，再加蜂蜜煮沸即可。

功效主治：利水湿，清虚热，补心脾，利肝气，软坚散结。对年老体弱的肝硬化腹水患者最宜。

2.泽泻茯苓鸡

组成：泽泻 60g，茯苓 60g，母鸡一只，黄酒少许。

做法：将母鸡去毛剖腹，留内脏洗净；将茯苓、泽泻加黄酒放入鸡腹内，用旺火隔水蒸 3～4 小时即可。去浮油，淡食，每天 3 次，每次 50ml 鸡汁，鸡肉蘸酱油吃，4～5 天吃完。

功效主治：补养五脏，益气安神，利水消肿。对肝硬化久病体虚并腹水者适宜。

【预防】

1.首先要重视病毒性肝炎的防治，早期发现和隔离，给予积极治疗。避免各种慢性化学中毒也是预防的积极措施。

2.定期进行体格检查，对于有上述病因而疑有肝硬化者应及时进行全面体检及有关实验室检查，争取在代偿期得到合理积极治疗，防止向失代偿期发展。

3.喻嘉言曾曰"养肝戒忿是摄生之切要"，因此要保持心情愉快，少生闷气，勿忧郁，忌愤怒，保持外动内静是非常必要的。

4.注意饮食，合理营养，节制饮酒。

5.加强劳动保健。

三十、慢性肾小球肾炎

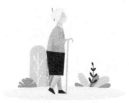

慢性肾小球肾炎简称慢性肾炎，是由多种不同病因、不同病理类型组成的以蛋白尿、血尿、高血压、水肿为基本临床表现的一组原发性肾小球疾病。其病程长、发展缓慢，症状可轻可重，多有一个无症状尿检异常期，然后出现不同程度的水肿、蛋白尿、血尿，可伴高血压和（或）氮质血症及进行性加重的肾功能损害。

【病因】

1. 中医病因

肺脾肾亏虚为本，湿热、风邪、血瘀、痰浊等为标，两者互为因果，且贯穿于病程的始终。

2. 西医病因

① 可由急性肾小球肾炎（简称急性肾炎）起病，其症状和蛋白尿持续存在，延续 1 年以上，演变为慢性肾炎。

② 过去有急性肾炎病史，痊愈若干年后，因感染、劳累等诱因，再次出现蛋白尿、水肿、高血压等症状。

③ 既往无肾炎病史，但常因某些诱因如感染、劳累等反复出现蛋白尿、血尿，而无明显临床症状。

④ 既往无肾炎病史，短期内出现蛋白尿、进行性高血压或肾功能不全。

【临床表现】

本病起病隐匿、进展缓慢、病情迁延，临床表现可轻可重或时轻时重。早期患者可有乏力、疲惫、食欲减退、腰痛，血压正常或轻度升高，肾功能正常或轻度受损。其基本临床表现如下。

① 尿液性状改变，出现血尿、蛋白尿、管型尿。

② 尿量改变，可见少尿、多尿、无尿、夜尿。

③ 水肿、高血压、贫血。

【治疗单方】

1. 益母草

用法：鲜益母草 300～400g 或干益母草 100～150g，水煎浓缩至一大碗，分 2～3 次服下，10 天为 1 个疗程。

功效：益母草性微寒，能祛瘀生新、利尿消肿，并能扩张血管而使血压下降。

2. 玉米须

做法：玉米须（干）75g，水煎服，每天 1 剂。

功效：玉米须有利水消肿之功效。

3. 半边莲

做法：半边莲 50g，水煎服，每天 1 剂。

功效：半边莲有利尿消肿、清热消炎的作用。

4. 络石藤

做法：络石藤 30g，水煎服，每天 1 剂。

功效：通络止痛，凉血清热，解毒消肿。

 【治疗验方】

1. 民间验方

组成：黄芪 30g，蛇床子 15g，芡实 10g，覆盆子 20g，山茱萸 30g，赤石脂 10g，蝎子 10g，桂枝 6g，牡丹皮 30g，西洋参（切片）10g，桑寄生 10g，鳖甲（捣，另包）15g。

用法：水煎服，每天 1 剂，分早晚温服。

功效：补肾活血通络，育阴潜阳。

2. 肾气丸加减

组成：生黄芪 30g，生白术 15g，茯苓 30g，薏苡仁 30g，山药 30g，仙茅 15g，淫羊藿 15g，菟丝子 15g，金樱子 2g，桂枝 6g，当归 20g，泽兰 15g。

用法：水煎服，每天 1 剂，分早晚温服。

功效：湿补肾阳，活血利水，益气温经。

3. 滋肾清热利湿丸

组成：女贞子 9g，墨旱莲 9g，苍术 6g，黄柏 9g，白花蛇舌草 30g，石韦 15g，草薢 15g，牛膝 9g，车前草 30g。

用法：水煎服，每天 1 剂，分早晚温服。

主治：慢性肾炎阴虚夹湿热证。

 【针刺治疗】

可针刺肝俞、脾俞、肾俞、志室、飞扬、太溪、膻中、鸠尾、中脘、肩俞、气海、复溜、三阴交、京骨等穴。

◈ **【药膳】**

1. 黄芪山药粥

组成：黄芪 30g，粳米、山药各 60g。

做法：先煮黄芪 20 分钟，去渣取汁，再入山药、粳米共煮成粥，分早、晚 2 次温服，每天 1 剂。

主治：治疗面色少华、面浮肢肿、倦怠乏力、易感冒、手足不温、腰膝酸软、自汗、尿频数清长或夜尿多、舌质淡红、苔白、脉浮。实验室检查有大量蛋白尿。

2. 冬虫夏草炖鸡

组成：冬虫夏草 5～8g，柴鸡肉 100g，生姜 3 片，油、盐各少许。

做法：将上述材料放入锅中，加适量水，用文火炖熟，早、晚分食。

主治：治疗腰脊酸痛，疲倦乏力，面浮肢肿，纳少或腹胀，少气懒言，尿频或夜尿多，大便溏，舌质淡红、有齿痕，苔薄白，脉细。实验室检查有大量蛋白尿。

3. 黑鱼冬瓜汤

组成：黑鱼 1 条（约 500g），冬瓜 1 块（约 300g）。

做法：将黑鱼去内脏、洗净、切块，和冬瓜（切块）一起放入锅内，加水适量煮汤，至黑鱼熟烂。每天 1 剂，分 2 次吃鱼喝汤。

主治：治疗面色少华或面色晦暗、倦怠乏力、易感冒、腰膝酸软、手足心热、口干咽燥、午后潮热、下肢浮肿、舌质红少苔、脉细数或细涩。

4. 西洋枸杞茶

组成：西洋参 6g，枸杞子 30g，白糖 10g。

做法：将西洋参、枸杞一起放入砂锅内，加足量水，煮沸后，用小火煮

20 分钟，调入白糖，拌均匀即可。可当茶频频饮用，饮完后，将西洋参、枸杞子一并嚼服吞下。

主治：治疗头晕耳鸣、腰脊酸痛、口干咽燥、五心烦热、潮热盗汗、失眠多梦、眼睛干涩或视物模糊、性功能低下或月经不调、舌质红少苔、脉弦细或细数。实验室检查有大量蛋白尿。

5. 桂枝大枣粥

组成：鲜生姜 10g，桂枝 6g，大枣 5 枚，粳米 100g。

做法：将鲜生姜洗净、切碎，同桂枝、大枣、粳米一起煮粥，分早、晚 2 次服用。

主治：治疗面色白，形寒肢冷，腰脊酸痛，尿少浮肿甚至出现胸腔积液、腹水，神疲乏力，腹胀纳差，大便稀溏，性功能低下或月经不调，舌质淡胖、有齿痕，苔白滑，脉沉细或沉迟无力。实验室检查有大量蛋白尿。

【预防】

1. 限制蛋白质摄入量。根据肾功能损害程度确定蛋白质的摄入量。对病程长、肾功能损害不严重者，不必严格限制食物中蛋白质的摄入，但每天不宜超过 1g/kg 体重为好，其中优质蛋白质应占 50％ 以上。有氮质血症时，按病情限制蛋白质的摄入量。

2. 限制钠盐。水肿和高血压病患者，应限制食盐量，以每天 2～3g 为宜。水肿严重时，控制食盐量在每天 2g 以下，或给予无盐饮食；同时定期检查血钾、血钠水平，避免在多尿期或长期限钠后，造成体内钠含量不足或缺乏。

3. 保证热量供给。慢性肾炎病程长，热量供给要满足活动需要，以糖类和脂肪作为热量的主要来源。成人每日需热量 8368～10032 千焦（2000～2400 千卡）。

4. 保证足量无机盐及维生素。应充分供给维生素，注意补充含 B 族维生素、维生素 A、维生素 C 和叶酸等丰富的食物。对于肾炎导致贫血的患者，应多补充 B 族维生素、铁及叶酸，如食用动物肝脏和绿色蔬菜等。

三十一、尿路感染

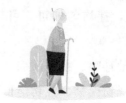

尿路感染是指各种病原体在尿路中生长、繁殖，并侵犯泌尿道黏膜或组织而引起的炎症，是细菌感染中最常见的一种感染。尿路感染分为上尿路感染和下尿路感染。上尿路感染指的是肾盂肾炎；下尿路感染包括尿道炎和膀胱炎。肾盂肾炎又分为急性肾盂肾炎和慢性肾盂肾炎，好发于女性。

【病因】

1. 中医病因

（1）膀胱湿热　湿热多受自于外，亦可由内而生。感于外者，或因外阴不洁，秽浊之邪上犯膀胱；或由其他脏腑传入膀胱。后者如小肠邪热，或心经火热炽盛，传于其腑，移入膀胱；或下肢感受丹毒，壅遏脉络，波及膀胱。生于内者，多因过食肥甘酒热之品，致脾胃运化失常，积湿生热，湿热流入膀胱。

（2）肝气郁滞，血脉郁滞　郁怒伤肝，肝气失于疏泄，久则血失流畅，脉络瘀阻，或气郁化火，气火郁于下焦，以致膀胱气化不利，而成为淋。

（3）肾气亏虚　肾与膀胱互为表里，其间经脉连属，水道相通，关系至为密切。或因先天畸形，禀赋不足，肾气虚弱；或因房劳、多产、导尿、砂石积聚，损伤肾气；或因年迈、妊娠、产后，致肾气亏乏，皆可使外邪易于侵袭膀胱，罹患淋证。

2. 西医病因

任何细菌侵入尿路都可引起感染，多数致病菌为革兰阴性杆菌，以大肠埃希菌最常见，占尿路感染的 60%～80%。其他依次是克雷伯杆菌、变形杆菌和柠檬酸杆菌属等。两种以上致病菌感染称为混合感染。混合感染多发生于复杂性尿路感染、长期应用抗生素或留置导尿管，以及全身抵抗力差的老年糖尿病患者。

 【临床表现】

1. 膀胱炎，尿道炎

主要表现膀胱刺激征，即尿频、尿急、尿痛和排尿不尽感，膀胱区或会阴部不适及尿道烧灼感，下腹胀痛或不适。多无明显全身症状，体温正常或有低热。尿液常浑浊并有异味，偶有血尿。

2. 肾盂肾炎

（1）急性肾盂肾炎　起病急骤，主要表现为畏寒发热，可有寒战（体温达39℃以上），周身不适，头痛乏力，食欲减退，时有恶心呕吐。轻者甚至没有明显症状。患者多有泌尿系统症状，包括尿频、尿急、尿痛等膀胱刺激征，血尿，患侧或双侧腰痛和肾区不适，患侧脊肋角有明显的压痛或叩击痛。上输尿管压痛点或肋腰点有压痛，肾区有叩击痛。

（2）慢性肾盂肾炎　其临床表现与急性肾盂肾炎相似，同样有全身表现和泌尿系统症状。患者可有急性肾盂肾炎病史，后出现程度不同的低热、间歇性尿频、排尿不适、腰部酸痛及肾小管功能受损表现，如夜尿增多、低比重尿等。

3. 无症状细菌尿

为隐匿性尿路感染，患者有真性细菌尿而无任何尿路感染症状，多见于老年女性和妊娠期妇女。

【治疗单方】

1. 鱼腥草

用法：鱼腥草 30g，水煎服，每天 1～2 次。上尿路感染服用 3～5 天，下尿道感染服用 10～14 天。

功效：清热解毒，消肿疗疮，利尿除湿，清热止痢，健胃消食。

2. 四季青

用法：四季青 60g，水煎服，每天分 3 次服用，7 天为 1 个疗程。

功效主治：清热解毒，消肿祛瘀。适用于肺炎、急性咽喉炎、痢疾、胆道感染、尿路感染；外治可用于烧伤、下肢溃疡、麻风溃疡。

3. 蒲公英

用法：蒲公英 100g，水煎服，每天 1 剂，连服 3～5 天。

功效主治：清热解毒，消肿散结，利尿通淋。主治急性乳腺炎、淋巴腺炎、瘰疬、疗毒疮肿、急性结膜炎、急性扁桃体炎、胆囊炎、尿路感染等。

4. 金莲花

用法：金莲花 30g，水煎服，每天 2 次，2～10 天为 1 个疗程。

功效：清热解毒。

【治疗验方】

1. 尿路感染验方

组成：鲜连钱草、鲜车前草各 100g。

用法：水煎服，每天 1 剂，分 3 次内服。

2. 知柏猪苓汤

组成：知母 9g，黄柏 9g，阿胶珠 9g，牛膝 9g，猪苓 15g，茯苓 15g，泽泻 15g，滑石 15g，白芍 30g，王不留行 30g，车前草 30g。

用法：水煎服，每天 1 剂，分早晚温服。

主治：急性肾盂肾炎或慢性肾盂肾炎急性发作而有尿频、尿急、尿痛、尿热等症。

3. 三金片

用法：每次 5 片，每天 3~4 次。

主治：尿路感染。

4. 尿感宁颗粒剂

用法：每次 1 袋，每天 3 次。

主治：尿路感染。

 【灌肠治疗】

通淋消炎合剂保留灌肠：蒲公英、白花蛇舌草、白头翁、车前子、金银花、金钱草、白茅根、马齿苋各 30g，萹蓄、苦参各 12g，益母草 15g，牡丹皮 10g。以上药物用水煎至 300ml，冷却至 35℃；用导尿管插入肛门内约 30cm，将药液缓慢注入，保留至次日晨起排出。每晚 1 次，15 天为 1 个疗程。

【药膳】

1. 绿豆粥

组成：绿豆 50g，粳米 50g，白糖适量。

做法：绿豆和粳米熬制成粥，加入适量白糖调味即可。

功效：清热解毒，降火利尿，消暑。

2. 玉米须煲蚌肉

组成：玉米须 30～60g，蚌肉 50～100g。

做法：两者放入砂锅中，煲汤食用。隔天食一次，连食 2～3 次。

功效主治：利水通淋，清热解毒，滋阴止渴。可用作糖尿病、高血压、急慢性肾炎水肿、尿路感染、泌尿系结石、黄疸型肝炎、胆囊炎、胆石症等的辅助治疗。

3. 玉米须车前饮

组成：玉米须 50g，车前子 20g，生甘草 10g。

做法：将玉米须、车前子、生甘草放入锅中，加水 500ml，煎取汁 400ml。温服，每天 3 次。

功效主治：清热消炎，利尿祛湿。适于急慢性尿道炎、膀胱炎，湿热引起的小便不利等症。

4. 茅根竹蔗水

组成：茅根 50～120g，竹蔗 100～200g。

做法：煎水代茶饮。

功效：清热凉血，利尿生津。

5. 茅根赤豆粥

组成：茅根 200g，赤小豆 200g。

做法：茅根水煎 30 分钟，去渣取汁，加入赤小豆煮粥，作早餐食用。

功效主治：清热解毒，利水消肿。适用于水肿、小便不利等。

6. 凤尾草米泔汤

组成：凤尾草 30g，盐适量。

做法：取第二次淘米水 3 碗，加入凤尾草，煎至一碗半，加盐调饮。

功效主治：清热凉血，利尿通淋。适用于泌尿系炎症、尿痛、尿急、血尿等。

7. 黄芪白茅饮

组成：生黄芪、白茅根各 30g，肉苁蓉 20g，西瓜皮 60g，白糖适量。

做法：上药水煎去渣取汁，加白糖调服。每天 1 剂，分 2～3 次服。

功效：益脾温肾，利尿通淋。

8. 灯心花苦瓜汤

组成：灯心花 4～6g，鲜苦瓜 150～200g（切开去瓤及核）。

做法：煎汤饮用。

功效主治：清心降火，利尿通淋。适用于夏季风热上攻所引起的目赤肿痛、眼眵增多、口干心烦、小便黄赤等。

9. 甘蔗白藕汁

组成：鲜甘蔗 500g，嫩白藕 500g。

做法：鲜甘蔗去皮切碎榨汁，嫩白藕去节切碎绞汁，两汁混用，每天饮用 3 次。

功效主治：清热利湿，凉血润燥。适宜于小便赤热、吐涩泄泻等症。

10. 地胆头瘦肉汤

组成：地胆头 30g，猪瘦肉 150～200g，盐适量。

做法：地胆头和猪瘦肉加清水 4 碗，煲汤，煎至一碗，加盐调服。每天 2～3 次。

功效主治：清热解毒，利水消肿。可用于感冒、鼻炎、肠胃炎、咽炎、肾炎、湿疹、疔疮等。

【预防】

1.重塑良好的行为方式，建立良好的个人卫生习惯。因为尿路感染多发于女性，所以女性要多注意会阴部的卫生，经常清洗会阴部，勤换内裤。毛巾洗后消毒，置太阳下晾晒，用专用盆，养成良好的卫生习惯。

2.多饮水、勤排尿，可达到清洗尿道的作用。对于长期卧床的患者，嘱多喝水，使每天的小便量最好能达到或超过 1500ml。排尿时，要使膀胱里的尿彻底排空，同时在排尿前用手指叩击膀胱壁 7~8 次。最好每天重复排尿 2 次，即排尿不久后再次排尿。

3.加强盆底肌肉锻炼。老年女性由于过劳、多产，雌激素水平下降，导致盆底肌肉松弛，有时一声咳嗽、大笑就会使腹压增加，以致小便不自主地流出，长期反复刺激容易引起尿路感染。

① 练习盆底肌肉锻炼收缩肛门，每次 10 秒，放松间歇 10 秒，连续 15~30 分钟。

② 腹式训练，可行仰卧起坐和仰卧抬腿法，按实际情况量力而行，每天 3~4 次。坚持 4~6 周可以明显改善尿失禁。

三十二、慢性前列腺炎

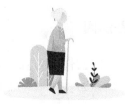

慢性前列腺炎是一种常见的泌尿生殖系统疾病，主要包括慢性细菌性前列腺炎和非细菌性前列腺炎两类。慢性前列腺炎是一种发病率非常高且让人十分困扰的疾病，接近50％的男性在其一生中的某个时刻均会受到前列腺炎症状的影响。由于其病因、病理改变、临床症状复杂多样，并对男性的性功能和生育功能有一定影响，严重地影响了患者的生活质量，使他们的精神与肉体遭受极大的折磨。常发病缓慢，病情顽固，缠绵难愈，反复发作。

【病因】

1. 中医病因

① 素食膏粱厚味、辛辣炙煿或过量饮酒，损伤脾胃，脾失健运，水湿内生，湿郁而化热；或七情六欲化热生火；或外感湿热火毒，下注蕴结于膀胱，导致膀胱气化功能失司、水道不利而发生此病。

② 长途旅行颠簸或久坐硬板凳、骑马、骑车或外伤，使阴部气血不畅；或湿热下注蕴结长期不清，相火久郁不泄，精道气血瘀滞；或感受寒湿之邪，寒性收引，湿性腻滞，致使厥阴经络受阻，气血瘀滞、运行不畅，使病情迁延难愈。

③ 先天禀赋不足，或房事过度，手淫不止，强忍精出，酒色劳倦，淋沥日久，损伤精气，以至肾精亏损、肾气虚弱，无以濡养经脉而发生腰膝酸痛、疲乏无力，甚至阳痿、遗精、早泄。

2. 西医病因

（1）慢性细菌性前列腺　以逆行感染为主。主要为病原体感染，一般为革兰阴性菌，如葡萄球菌属、大肠埃希菌、棒状杆菌属和肠球菌属。前列腺结石和尿液反流可使感染复发。

（2）慢性非细菌性前列腺炎

① 病原体感染。可能与沙眼衣原体、支原体、病毒、真菌、寄生虫、滴虫、结核分枝杆菌等有关。

② 排尿功能障碍。尿道括约肌过度收缩致尿液反流，可直接刺激前列腺或间接带入病原体。

③ 神经内分泌因素。可能与自主神经反应有关。

④ 精神心理因素。如焦虑、抑郁、癔病等可加重症状。

⑤ 免疫反应异常。

⑥ 与盆腔疾病相关。

【临床表现】

1. 慢性细菌性前列腺炎

有反复发作的下尿路感染症状，如尿频、尿急、尿痛、排尿烧灼感，排尿困难、尿潴留，后尿道、肛门、会阴区坠胀不适。持续时间超过 3 个月。

2. 慢性非细菌性前列腺炎

主要表现为骨盆区域疼痛，可见于会阴、阴茎、肛周部、尿道、耻骨部或腰骶部等部位。排尿异常可表现为尿急、尿频、尿痛和夜尿增多等。由于慢性疼痛久治不愈，患者生活质量下降，并可能有性功能障碍、焦虑、抑郁、失眠、记忆力下降等。

【治疗单方】

1. 生南瓜子

用法：生南瓜子 30g，去壳嚼服。治愈后不易复发。

功效：杀虫解毒，通利小便。

2. 生甘草

用法：生甘草 20g，开水泡饮，10 天为 1 个疗程。

功效：益气补中，缓急止痛，润肺止咳，泻水解毒，调和诸药。

3. 野菊花

用法：野菊花栓（含生药 4g）肛门给药。每次 1 粒，每天 1 次，15～30 天为 1 个疗程。可连续用药 3 个月。

功效主治：清热解毒，疏风散热，散瘀，明目，泻火平肝，降血压。用于防治流行性脑脊髓膜炎，预防流行性感冒、普通感冒，治疗高血压、肝炎、痢疾、痈疖疔疮。

4. 蒲公英

用法：蒲公英 50g，水煎代茶饮。

功效：清热解毒，消肿散结，利尿通淋。

【治疗验方】

1. 民间验方

组成：生地黄 10g，地榆 10g，车前草 15g。

用法：水煎服，每天 1 剂。

功效主治：清热利尿，凉血解毒。主治热结膀胱，小便不利，淋浊带下。

2. 前列腺炎片

组成：鱼腥草、凤尾草、土茯苓、车前草、丹参、益母草各 15g，萆薢、川楝子、莪术、肉苁蓉各 12g，漏芦、牡丹皮、女贞子、麦冬各 10g，生草 8g。

用法：水煎，浓缩后制片（每片含生药量 1.4g），每次 8 片，每天 3 次。

主治：慢性前列腺炎。

3. 水陆二仙丹

组成：芡实、金樱子等分。

用法：每次 9g，每天 2 次。

主治：男子遗精白浊，纯属肾虚不摄者。

4. 前列腺汤

组成：丹参、泽兰、赤芍、桃仁、红花、青皮、王不留行、白芷、制乳没、川楝子、小茴香各 9g，败酱草 15g，蒲公英 30g。

用法：水煎服，每天 1 剂，分 3～4 次服。

主治：慢性前列腺炎气滞血瘀型。

◈【其他治疗】

1. 按摩疗法

按摩可促使小骨盆部位和腰部郁滞的血液以及淋巴液消散，改善会阴、直肠、肛门、前列腺排泄管肌肉的紧张度，对神经系统起到良好的调节作用，能缓解前列腺炎患者的症状。以自我按摩为主，主要采用按、揉、擦法。站立时，按摩背部、腰骶部、臀部；仰卧时，按摩腹部，一般在早上空腹时，或饭前、饭后 2～3 小时进行。按摩前应排尽大小便，姿势要舒展，肌肉应放松，呼吸要均匀，按摩时间应持续 10～15 分钟。

2. 坐浴疗法

中药布包煎汤坐浴，或温水坐浴，可促进盆腔血液循环，促进炎症吸收，有较好的疗效。一般每晚 1 次，每次 15 分钟左右，水温 43～44℃，有条件者每天可进行 2 次。常用中药如下：朴硝 50g，野菊花 15g，血竭 9g，苏木 9g。

3. 敷贴疗法

（1）会阴部敷贴疗法　熏洗坐浴后，以生姜汁调大黄末 20g，外敷中极、会阴两穴，局部用胶布固定。

（2）脐部敷贴疗法　先将麝香 0.15g 填脐，再用白胡椒 7 粒研末盖在上面，先用白纸覆盖，再用胶布固定，7 天换药 1 次，10 次为 1 个疗程。

【药膳】

1. 苁蓉炖羊肾

组成：肉苁蓉 30g，羊肾 1 对，胡椒、味精及食盐各适量。

做法：将肉苁蓉切片，与羊肾一起放入砂锅内，加适量清水，用文火炖熟；将炖熟的羊肾倒入碗中，加胡椒、味精、食盐少许，调味至可口，便可食用。

功效主治：本品有补肾益肾之功。适用于肾虚所致慢性前列腺炎、腰痛、足膝痿软、耳鸣耳聋、便秘等病症。

2. 甜酒冰糖哈蟆油

组成：干哈蟆油 45g，罐头樱桃 15g，枸杞子 10g，甜酒汁 30g，冰糖 50g，葱节和姜片各适量。

做法：先将哈蟆油盛入瓦钵内，加清水 500g 和甜酒汁 15g，以及葱节和姜片，蒸 2 小时，使其初步涨发后取出，去掉姜片和葱节，沥尽水；除去哈蟆油上面的黑筋膜，大的掰成数块，盛于钵内，加清水 500g、甜酒汁 15g，蒸 2 小时，使其完全涨发，捞入大汤碗中；将枸杞子洗净；将清水和冰糖盛入大碗内，蒸 1 小时，待冰糖溶化时弃去沉淀物，倒入盛有哈蟆油的碗内，撒入枸杞子、罐头樱桃即可。

功效主治：滋补肝肾，强筋壮骨。适用于慢性前列腺炎肝肾不足而致尿频尿急、腰痛、头昏眼花、肢软无力等。

【预防】

1.预防感冒受凉。受凉之后，可引起交感神经活动兴奋，使尿道内压增高，前列腺管也因收缩而致排泄障碍，产生郁积充血，往往使症状加重或发生反复。

2.注意饮食，不要过食肥甘厚味、辛辣刺激之品；勿过量吸烟饮酒，喝酒后可引起前列腺充血，使症状加重。

3.生活要有规律，注意劳逸结合；不要久坐或骑车过久，以防影响会阴部血液循环。

4.积极治疗身体其他部位的感染病灶，如慢性扁桃体炎等。

5.前列腺按摩时，压力不宜过大，按摩时间不宜过长，按摩次数不宜过频。急性前列腺炎禁止按摩。

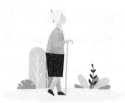

三十三、前列腺增生

前列腺增生，旧称前列腺肥大，是老年男性常见疾病之一，为前列腺的一种良性病变，其发病原因与人体内雄激素与雌激素的平衡失调有关。病变起源于后尿道黏膜下的中叶或侧叶的腺组织、结缔组织及平滑肌组织，形成混合性圆球状结节，以两侧叶和中叶增生最为明显，突入膀胱或尿道内，压迫膀胱颈部或尿道，引起下尿路梗阻。长时间病变可引起肾积水和肾功能损害，还可并发结石、感染、肿瘤等。

 【病因】

1. 中医病因

① 年老体弱，或久病体虚，导致肾阳衰微、肾气不充，膀胱失于温煦、气化不及而小便不通。

② 素体阴虚，或久病及肾，房劳过度，或外感热邪，热病真阴暗耗，以致肾阴亏损，虚火自炎，水液不能下注膀胱，导致小便短涩。

③ 情志不畅，肝气郁结，暴怒伤肝，气逆瘀停，则癥结渐成、水道受阻。

2. 西医病因

（1）性激素的影响　体内雄激素和雌激素代谢失衡。前列腺生长发育和功能的维持均依靠睾酮。性激素可以抑制前列腺细胞正常死亡，导致前列腺增生。

（2）上皮-间质相互作用　人类前列腺为树枝状腺体结构，有 40～50 个包埋于间质中的导管系统，每一个导管系统均衬有上皮细胞。基质成分可影响上皮细胞的功能，上皮细胞也可影响基质的活动，两者失衡将导致前列腺增生。基质细胞对成年前列腺的诱导作用，可导致新结节形成。

（3）生长因子的作用　生长因子可以诱导原始间质的形成，对周围的上皮细胞产生诱导作用而导致细胞增生。

（4）其他原因　基因改变可能在前列腺增生中起一定作用。此外，前列腺增生也和饮食有关。

【临床表现】

1. 储尿期症状

尿频、尿急、夜尿增多、尿失禁。尿频为早期症状，先为夜尿次数增加，但每次尿量不多。

2. 排尿期症状

排尿困难，排尿起始延缓，排尿时间延长，射程不远，尿线细而无力，小便分叉，有排尿不尽感。

3. 排尿后症状

尿不尽、残余尿增多。残余尿是膀胱逼尿肌失代偿的结果。当残余尿量很多，膀胱过度膨胀且压力很高，高于尿道阻力，尿便自行从尿道溢出，即充溢性尿失禁。

4. 其他症状

血尿、尿路感染、膀胱结石、肾功能损害、长期下尿路梗阻等。

【治疗单方】

1. 连珠藤

用法：连珠藤 20g，水煎服，每天 1 剂，分 2 次服用，连服 1 个月。

功效：清热解毒，祛风利湿，活血通络。

2. 南瓜子

用法：南瓜子 100g，连壳嚼服，连用 3 个月。

功效：杀虫解毒，通利小便。

3. 麦芽

用法：麦芽 120g，水煎服，每天 2 次，1 个月为 1 个疗程。

功效：健脾和胃，疏肝行气。

【治疗验方】

1. 民间验方

组成：三七粉、西洋参粉各 15g。

用法：两者混合均匀，温水冲服，每天 1～2g。

功效：化瘀通络，益气养阴。

2. 补肾软坚活血汤加减

组成：何首乌 15g，煅牡蛎 20g，桂枝 20g，土鳖虫 5g，补骨脂 10g，桑螵蛸 10g，车前子 10g，川牛膝 10g，生大黄 10g，桃仁 10g。

用法：水煎服，每天 1 剂。

功效：补肾活血祛瘀。

3. 当归补血汤合四君子汤加减

组成：黄芪、车前子 15～30g，桔梗、升麻、王不留行、荷叶、甘草 6～10g，归尾、桃仁、牛膝、茯苓 10～15g。

用法：水煎服，每天 1 剂。

功效：行气活血，祛瘀止痛，佐以清利。

4. 前列舒丸

用法：口服，水蜜丸每次 6～12g，大蜜丸每次 1～2 丸，每天 3 次；或遵医嘱。

功效主治：扶正固本，益肾利尿。用于慢性前列腺炎、前列腺增生。

◈【其他治疗】

1. 外治法

敷脐法：大蒜 3 瓣，生栀子 3 枚，净芒硝 3g。将生栀子碾成粉，加入大蒜捣烂成泥，加入芒硝。涂于脐部，用胶布贴紧。用于尿闭。待小便解后去药。

2. 热敷法

食盐 250g，炒热，用布包敷小腹；或生葱 250g，切碎，酒炒后装入布袋，推熨脐部，反复多次，直至尿液排出。

◈【药膳】

1. 利尿猪小肚

组成：猪小肚 1 个，肉苁蓉 30g，淫羊藿、葱末各 15g，盐、味精各适量。

做法：将猪小肚洗净、切块，肉苁蓉、淫羊藿用纱布包好，与葱末一起放入砂锅内，加适量清水，用小火炖熟；待猪小肚熟烂，加味精、盐调味即可，佐餐常食。

功效主治：用于温肾补虚利尿。用于肾气亏虚之前列腺肥大、小便频数、排尿困难。

2. 巴戟核桃仁炖猪小肚

组成：猪小肚 1 个，核桃仁、巴戟天各 30g，姜丝、黄酒、盐、味精、麻油各适量。

做法：将猪小肚搓洗干净、切块，与核桃仁、巴戟天一起放入砂锅中，加入清水烧开后，撇去浮沫，加入姜丝、黄酒和盐，用小火炖烂，加入味精，淋麻油，分 2 次趁热食猪小肚和核桃仁、喝汤。

主治：适用于老年人前列腺肥大肾气不足证，夜尿多，小儿遗尿。

◈ 【预防】

1. 平时注意个人卫生，用温水勤洗会阴部，达到消炎清洁的目的。穿宽松的内衣裤，勤更换。

2. 注意保暖，积极锻炼身体，增强抵抗力，预防感冒，防止尿路感染。

三十四、泌尿系结石

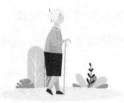

泌尿系结石又称为尿石症,是泌尿系统的常见病,是指一些晶体物质(如钙、草酸、尿酸、胱氨酸等)和有机基质在泌尿系统的异常聚积。结石可见于肾、膀胱、输尿管和尿道的任何部位,以肾与输尿管结石为常见。

【病因】

1. 中医病因

中医学认为本病多因饮食不节、情志失调、感受外邪、劳累过度或素体虚弱,致湿热蕴结下焦,膀胱气化不利,煎熬尿液而成。

2. 西医病因

(1)外部因素 尿量过少、尿液滞留是最主要和最常见的原因。尿量少致尿液浓缩,尿液浑浊度和尿盐沉淀增加,尿盐结晶形成增多而促使结石的形成。高动物蛋白和动物内脏摄入过多及常饮酒、喝浓茶也是尿石症发病率高的一个重要原因。高动物蛋白的摄入导致尿钙、尿酸水平增加;动物内脏含有较多嘌呤,会增加尿酸的排泄量;饮酒后使尿酸的排泄增加并使尿量减少。茶叶中草酸含量高。

(2)代谢和遗传因素 草酸、钙、磷代谢异常在尿石症形成中占有重要地位,尤其是钙代谢异常。代谢紊乱可引起结石形成,如甲状腺功能亢进、痛风尿酸排泄增加等。

(3)尿路感染 感染能产生尿素酶的细菌将尿素分解为氨气和二氧化碳,增加尿 pH 值,此时尿中的镁和磷酸根结合,形成磷酸镁;尿中的钙与磷酸根和分解产生的二氧化碳结合形成碳酸磷灰石。这些物质在尿液中过饱和，即析出而形成结石。

 【临床表现】

1. 无症状

表面光滑的小结石，能自动排出而不引起明显症状。

2. 疼痛

患者的首发症状为剧烈的绞痛，典型表现为背部、肾区和下腹部锐痛及痉挛痛，疼痛多呈持续性或间歇性，可放射到腹股沟处，一般持续几分钟或数小时，期间可有一段时间的缓解。

3. 血尿

结石移动摩擦肾盂和输尿管黏膜，引起镜下或肉眼血尿。

4. 尿闭

双侧肾或输尿管结石完全梗阻；孤立肾的结石梗阻；患侧肾或输尿管结石梗阻，健侧肾因反射使泌尿功能暂时停止。

5. 尿路感染症状

亦可随结石位置的移动而出现尿频、尿急、尿痛等症状。

【治疗单方】

1. 金钱草

用法：金钱草 15～60g，水煎服，每天 1 剂。

功效：金钱草可增加输尿管蠕动、增加尿量、抑制结晶形成、调节 pH、抗炎、抑菌、镇痛。

2. 五味子

用法：五味子 10～20g，水煎服，每天 1 剂，连服 1 个月。

功效主治：收敛固涩，益气生津，补肾宁心。适用于久嗽虚喘、梦遗滑精、遗尿尿频、久泻不止、自汗盗汗、津伤口渴、内热消渴、心悸失眠等症。

3. 猫须草

用法：猫须草 150g，通甚者 300g，水煎服，每天 1 剂，15 天为 1 个疗程。

功效主治：清热祛湿，排石利水。主治急慢性肾炎、膀胱炎、尿路结石及风湿性关节炎，对肾脏疾病有良效。

4. 鲜玉米根

用法：鲜玉米根 100g，水煎服，每天 1 剂。

主治：尿路结石。

【治疗验方】

1. 五淋散

组成：赤茯苓 12g，当归 10g，生甘草 10g，赤芍 15g，山栀子 15g。

用法：水煎服，每天 1 剂，分早晚温服。

主治：石淋。

2. 溶解肾石汤

组成：金钱草（先煎代水）210g，海金沙 30g，滑石（包）12g，甘草 3g，怀牛膝 10g，石韦 60g，车前子（包）15g，茯苓 20g，泽泻 12g，鸡内金 12g，肉桂 3g。

用法：水煎服，每天 1 剂，分早晚温服。

主治：尿路结石。

3. 排石颗粒剂

用法：每次 1 袋（20g），每天 3 次。

主治：尿路结石。

4. 肾石通颗粒剂

用法：每次 1 袋（15g），每天 2～3 次。

主治：尿路结石。

【穴位治疗】

针灸疗法：可选用肾俞、关元、阳关、足三里等穴位，缓解腰腹绞痛；可选用三阴交、肾俞、命门、归来、昆仑、天枢等穴位，促进排石。耳压疗法可选用肾、膀胱、输尿管、三焦、外生殖器等穴位。

【药膳】

1. 核桃蜂蜜膏

组成：核桃仁、蜂蜜各 500g，琥珀 60g。

做法：将核桃仁、琥珀磨成细粉，加入蜂蜜调如膏状，贮瓶备用。每天早、晚各服 3 汤勺（约 45g），用开水调服。

功效：核桃仁有利小便、除结石的功效；琥珀利水通淋，用于小便癃闭以及石淋、砂淋、血淋，其效尤佳。故服核桃蜂蜜膏有溶石、排石之功。

2. 鸡内金散

组成：生鸡内金 200g，鱼脑石 100g，蜂蜜适量。

做法：将鱼脑石置于铁锅中用武火煅炒，取出后冷却，和生鸡内金共研成细末。每天服3次，每次10g，以蜂蜜调和，用开水冲服，服后多饮水、多活动。

功效主治：鸡内金为鸡的砂囊内膜，具有通淋、排石、消积之功；鱼脑石可以化石通淋，为治疗石淋的要药。此方坚持服用，对泌尿系结石颇有效果。

3.荸荠三金粥

组成：荸荠150g，鸡内金20g，金钱草30g，海金沙15g，粳米100g。

做法：先加水煎金钱草、海金沙，过滤取汁，备用；荸荠捣烂挤汁；鸡内金研细粉；将荸荠汁、鸡内金粉和粳米放入锅中，加适量水煮粥，待半熟时加入金钱草、海金沙汁，煮至米烂粥稠，代早餐服食。

功效主治：荸荠清热消积；鸡内金化石通淋；金钱草利尿排石，清利湿热；海金沙功专通利水道，而为治淋病尿道作痛之要药。常服此粥对于石淋尿色黄赤浑浊，小便艰涩灼痛、时或突然中断，尿意窘迫，尿道刺痛，或觉腰腹疼痛难忍，或尿中带血，功效较好。

【预防】

1.饮水少是泌尿系结石发病的一个重要危险因素，一般以坐办公室的白领多于体力劳动者。活动少也会影响结石的产生，结晶聚集和潴留是形成结石的必要条件。多喝水能使尿酸排泄量增多，又能降低尿酸的过饱和。若人体暴露在高温下，由于发汗过多也易形成结晶。

2.食物纤维素可减少泌尿系结石的发病率。因为食物纤维素可使尿酸生成减少，抑制结石形成，所以食用食物纤维素是有利的，但要避免食用含草酸高的食物。

3.少吃含草酸高的食物，如巧克力、菠菜、番茄、马铃薯、甜菜、可乐、各种坚果、茶，以减少肠源性草酸的吸收。

4.适当补充高钙食物，高钙食物可以和草酸结合成不吸收的草酸钙，从而降低草酸的吸收，而低钙饮食则增加草酸的吸收。高钙饮食的人群可以使泌尿系结石的发病率下降，而补充钙制剂的人群则使结石的发病率升高。所以正确的方法应该推荐高钙饮食，而非服用钙制剂来预防结石。可多喝牛奶、酸奶。

5.改善饮食习惯，应该改变高蛋白、高糖、喜吃卤味和腌制品、口味偏咸的饮食习惯。

三十五、男性性功能障碍

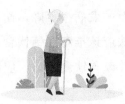

男性性功能障碍是指男性性功能和性满足无能，常表现为性欲障碍、阳痿、早泄、遗精、不射精和逆行射精等。性行为既是本能的也是以精神心理活动为基础的生理活动，因而男性性功能障碍除部分因全身疾病和生殖系统疾病等器质性病变所致外，大部分患者属于性心理功能障碍。

【病因】

1. 中医病因

（1）斫伤积损　禀赋不足，少年手淫，或早婚早育，平时房事过度，纵欲竭精，肾气损伤；或病后失养，或久病积损，真阳衰微，以致阳事不举。

（2）情志失调　思虑过多伤脾，忧郁多愁伤心，心脾劳伤，则病及阳明冲脉，气血不足，水谷精微无以生化，宗筋因而失养，导致阳痿；或忧思郁怒，肝失疏泄条达，则宗筋所聚无能，以致阳事不举；或大惊猝恐，恐则伤肾，惊则气乱，肾气亏损，作强不能，阳事不举。

（3）饮食不节　过食肥甘厚味，积滞不化，损伤脾胃，运化失常，聚湿生热，湿热下注而宗筋弛纵，阳事不举。

2. 西医病因

（1）性心理及性反应生理功能障碍

① 性欲唤起障碍：大脑皮质性兴奋或抑制异常，表现为性欲低下、缺失、厌恶、亢进或倒错。

② 阴茎勃起障碍：阳萎或异常持续勃起。

③ 射精障碍：早泄、遗精、不射精或逆行射精。

④ 感觉障碍：痛性勃起，痛性射精，高潮减退、缺失或不适当地延迟。

（2）与性功能障碍有关的器质性疾病

① 全身性疾病：心脏病、结核病、重度营养不良、慢性肾衰竭、高血压、恶性肿瘤等可引起性欲减退。

② 神经系统疾病：神经系统的肿瘤、损伤、炎症等，造成感觉、运动等功能紊乱而影响性功能。

③ 内分泌系统疾病：糖尿病、性腺功能减退、下丘脑垂体病变、肾上腺皮质病变、甲状腺病变等。

④ 生殖系统疾病：生殖器发育异常、尿道下裂、阴茎海绵体硬结、阴茎阴囊象皮肿以及前列腺炎、精囊炎、精阜炎等慢性炎症。

⑤ 其他：长期过量饮酒、吸烟、麻醉品成瘾，大量使用抗高血压药、抗胆碱能药、雌激素等抗雄激素的药物，以及铅或除味剂中毒。

◈ 【临床表现】

1. 阳萎

阳萎是指阴茎不勃起或勃起不坚，不能进行正常性交。器质性病变引起的阳萎，表现为阴茎在任何时候都不勃起，而由精神因素造成的阳萎，只是在性兴奋时或性交时阴茎不勃起，在平时或睡眠状态有可能勃起。

2. 早泄

早泄是指阴茎虽能勃起，但在性交时当阴茎插入阴道前或接触阴道后立即射精，不能进行正常的性交活动。

3. 遗精

遗精是指在无性交活动时发生的射精。遗精在未婚青壮年中 80% 以上都有这种现象，不一定是病态。只有长时期频繁遗精才被视为疾病。

4. 不射精

不射精指阴茎能正常勃起和性交，但是不能射出精液，或是在其他情况下可射出精液，而在阴道内不射精，因此无法达到性高潮和获得性快感。

5. 逆行射精

逆行射精是指性交时能达到性高潮且有射精感，但无精液从尿道排出，性交后尿液中有精子，即精液逆行流入膀胱内。

6. 无性欲、性欲降低

性欲是指在一定条件刺激下产生的性兴奋和性交的欲望。性功能障碍时，可出现无性欲或性欲降低。

【治疗单方】

1. 鹿茸

用法：鹿茸精注射液 4ml，注射气海、关元、曲骨、足三里穴（双侧）各 0.5ml，命门穴 1ml，隔天 1 次，15 天为 1 个疗程。

功效主治：补肾壮阳，生精益血，补髓健骨。主治肾虚、头晕、耳聋、目暗、阳痿、滑精、宫冷不孕、羸瘦、神疲、畏寒、腰脊冷痛、筋骨痿软、崩漏带下、阴疽不敛及久病虚损等症。

2. 冬虫夏草

用法：将天然冬虫夏草研成粉，装入胶囊，每粒含生药 0.33g。每天 1 次，每次口服 3 粒胶囊，20 天为 1 个疗程，连服 12 个疗程。

功效主治：补肾益肺，止血化痰。主治阳痿遗精、腰膝酸痛、久咳虚喘、劳嗽痰血等症。

3. 九香虫

用法：将九香虫炒至半生半熟，研末。每天 1 次，每次 3g，以油汤或淡盐水送下。

功效主治：理气止痛，温中助阳。用于胃寒胀痛、肝胃气痛、肾虚阳痿、腰膝酸痛等症的治疗。

4. 蜈蚣

用法：蜈蚣数条，共研成散。每天早、晚各服 1 次，每次 0.5g，空腹以白酒或黄酒送服，20 天为 1 个疗程。

主治：阳痿。

注意：忌食生冷、忌恼怒。

【治疗验方】

1. 玉锁丹

组成：五倍子 250g，龙骨 30g，茯苓 60g。

用法：将上药一起研为细末，水泛为丸，如梧桐子大，每次 6g，每天 2 次，用温开水送服。

功效主治：涩精止遗，安神定志。用于治疗虚劳、遗精滑泻、心神不安诸症。

2. 民间验方

组成：肉桂、菟丝子各 90g，柏子仁 150g，鹿茸 60g。

用法：将上药一起研为细末，炼蜜为丸，春、夏季每天 6g，秋、冬季每天 9g，分早、晚用温黄酒调服。

功效主治：补肾壮阳。主治肾阳虚弱之阳痿。

3. 当归芍药散加减

组成：当归 15g，白芍 30g，蜈蚣 3 条，甘草 10g。

用法：将上药一起研为细末，分成 6 份，每天 1 份，分早、晚 2 次用开水冲服。

功效主治：滋阴养血，缓急通络，疏通肝经郁闭。主治阳痿。

◈【针灸治疗】

可取穴关元、中极、命门、三阴交等针刺；虚寒者可以加灸。

◈【药膳】

1. 枸杞羊肉粥

组成：枸杞子 250g，羊肾 1 只，羊肉 100g，葱白 2 根，粳米 100～150g，盐少许。

做法：将羊肾切细，羊肉切碎，枸杞子煎汁去渣，同羊肾、羊肉、葱白、粳米一起煮粥，加盐调味。每天 1～2 次，温热服。

功效主治：滋肾阳，补肾气，壮元阳。适用于肾虚劳损、阳气衰败所致阳痿、腰脊疼痛、腿脚痿弱、头晕耳鸣、听力减退、尿频或遗尿等。

2. 清蒸虾仁童子鸡

组成：童子鸡 1 只（去毛及内脏），虾仁 30g，枸杞子 30g，姜、葱、盐、酒等各适量。

做法：将虾仁、枸杞子、姜、葱、盐、酒等放入鸡肚内，用针线缝好，上蒸笼蒸熟，即可食用。每周食用 1～2 次，连服 4 周。

功效：固精壮阳。

3. 韭菜炒鳝丝

组成：鳝鱼 120g，韭菜 50g，油、盐、糖等各适量。

做饭：将鳝鱼去内脏，洗净，切成丝；韭菜洗净，切段。鳝鱼丝与韭菜段一同放入油锅中炒透，加盐、糖等调料，小火煮熟，即可佐餐食用。

功效：温肾，助阳，固精。

4. 姜附狗肉羹

组成：狗肉 120g，熟附子 30g，生姜 10g，青葱、盐等各适量。

做法：将狗肉洗净切块，加熟附子、生姜、青葱、盐等，共炖至熟，加芡粉适量，捣拌，煮成羹，佐餐食用。

功效主治：温肾散寒，壮阳益精。适用于阳痿、夜多小便、畏寒、四肢冰冷等阳虚症。对身体虚寒的慢性支气管炎、慢性肾炎也有一定疗效。

【预防】

青少年应注意禁戒手淫，实行晚婚晚育；婚后应注意房事适度，以次日晨起不感疲惫为宜，不可纵欲。劳逸结合，避免长期过度紧张，调畅情志，合理补充营养，节制肥甘厚味。

三十六、糖尿病

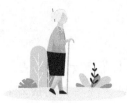

糖尿病是一组由多病因引起的以慢性高血糖为特征的代谢性疾病。其基本病理生理为绝对或相对胰岛素分泌不足和胰高血糖素活性增高所引起的代谢紊乱。高血糖则是由于胰岛素分泌缺陷或其生物作用受损，或两者兼有引起。糖尿病时长期存在的高血糖，导致各种组织器官，特别是眼、肾、心脏、血管、神经的慢性损害及功能障碍。糖尿病分两种，即1型糖尿病和2型糖尿病。

◈ 【病因】

1. 中医病因

（1）禀赋不足　《黄帝内经》中已经认识到先天禀赋不足，是引起糖尿病重要的内在因素。《黄帝内经·灵枢·五变》中记载："五脏皆柔弱者，善病消瘅。"其中尤以肺胃肾阴虚体质最易罹患。

（2）饮食失节　长期过食肥甘，嗜酒厚味，嗜食辛辣香燥，损伤脾胃，致脾胃运化失职，积热内蕴，化燥伤津，消谷耗液，发为消渴。在《黄帝内经·素问·奇病论》中记载："此肥美之所发也，此人必数食甘美而多肥也，肥者令人内热，甘者令人中满，故其气上溢，转为消渴。"

（3）情志失调　长期过度的精神刺激，如郁怒伤肝、肝气郁结，或劳心竭虑、营谋强思等，以致郁久化火，火热内燔，消灼肺胃阴津而发为消渴。

（4）劳逸过度　人起居有常、休作有度则气血顺畅、五脏安和、体健无病；若起居无常、劳逸失度则气血逆乱、脏腑失调、疾病纷起。

（5）温燥太过　长期大量服用温燥壮阳的药物，或久病误服温燥之品，导

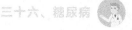

致燥热内生，阴津亏损而生消渴。

2. 西医病因

（1）长期过度饮食　常由于患者摄食没有节制，导致营养过剩，使体内潜在的功能低下的胰岛 B 细胞产生过度的负担进而诱发糖尿病的产生。

（2）肥胖因素　当人处于肥胖条件下，体内的脂肪会增多，多脂常诱发糖尿病；而又因肥胖者常缺少运动，进而加速脂肪的堆积，也就更增加了发生糖尿病的隐患。

（3）精神因素　当人处于高度紧张、过度的精神压力、脑力劳动或者精神情绪激动的状态时，会引起体内一些激素的大量分泌，也可能造成糖尿病的发生。

（4）自身免疫　在 1 型糖尿病中，患者常伴有一些自身免疫性疾病，如甲状腺功能亢进等。患者由于自身免疫问题，胰腺产生胰岛素的数量甚少，甚至完全不产生。

（5）遗传因素　在 2 型糖尿病中，胰岛 B 细胞功能缺陷导致不同程度的胰岛素缺乏和组织的胰岛素抵抗。

【临床表现】

1. 代谢紊乱症候群

典型的"三多一少"症状，即多饮、多尿、多食和体重减轻。

2. 常见类型的糖尿病临床特点

（1）1 型糖尿病　一般情况下，1 型糖尿病发病较急，且患者群常为青少年和儿童，其症状为典型的"三多一少"症状或昏迷，具体表现为多饮、多食、多尿、体重减轻。1 型糖尿病易发生酮症酸中毒等急性并发症，常表现为多饮、多尿、恶心、呕吐等。

（2）2 型糖尿病　2 型糖尿病起病隐匿，常为慢性起病，症状相对较轻，常无明显的"三多一少"的症状，可见疲乏无力、肥胖。临床可与肥胖症、高血压、血脂异常等同时或先后发病。亦可引起反应性低血糖。

（3）妊娠期糖尿病 通常出现在妊娠中、末期，一般只有轻度无症状的血糖升高。妇女分娩后一般可恢复正常。

◈【治疗单方】

1. 僵蚕

用法：取僵蚕适量，研末，每天服 3 次，每次 2g，饭前用开水送服，2 个月为一个疗程，休息 15 天再进行第二个疗程。

功效主治：息风止痉，祛风止痛，化痰散结。用于肝风夹痰，惊痫抽搐，小儿急惊，破伤风，中风口歪，风热头痛，目赤咽痛，风疹瘙痒，发颐疔腮。

2. 马齿苋

用法：取干马齿苋 100g，水煎服，每天 1 剂，早晚分服。

主治：本方适用于阴虚燥热型糖尿病，特别对未曾服过西药的患者和起病不久的患者疗效显著。

3. 竹节草

用法：取鲜竹节草 200g，水煎服，每天 1 剂，分 3 次服用，半个月为一个疗程。

功效主治：清热解毒，利尿消肿，止血。用于疮疖痈肿、咽喉肿痛、热痢、白浊、小便不利、外伤出血。

4. 柠檬

用法：每天取鲜柠檬 30～50g，绞汁或泡水，分 3 次服，10～15 天为一个疗程，疗程间隔 10～15 天。

功效主治：生津解暑，和胃安胎。用于胃热伤津，中暑烦渴，食欲不振，脘腹痞胀，肺燥咳嗽，妊娠呕吐。本方适于消渴病中消患者。

5. 荔枝核

用法：取荔枝核适量，研磨烘干，每天 3 次，每次服用 10g。饭前 30 分钟温开水送服，3 个月为一个疗程。

功效：行气散结，祛寒止痛。现代药理研究显示其具有降血糖作用。

6. 仙鹤草

用法：每日取仙鹤草 30～60g，水煎分 2 次服用，半个月为 1 个疗程，一般服用 1～2 个疗程。

功效：收敛止血，截疟，止痢，解毒，补虚。现代药理研究显示仙鹤草素能降低血糖。

【治疗验方】

1. 丹参生脉饮

组成：丹参 30g，党参 20g，麦冬 15g，五味子 15g。

用法：水煎服，每天 1 剂，每天 2 次。

功效主治：益气养阴，活血化瘀。适于气阴两虚兼血瘀型糖尿病。

2. 玉液汤加减

组成：生黄芪 30g，北沙参 30g，麦冬 30g，五味子 12g，山药 20g，花粉 30g，葛根 20g。

用法：水煎服，每天 1 剂，每天 4 次。6 周为 1 个疗程。

功效主治：益气生津，固肾止渴。主治消渴病。症见口渴引饮、饮水不解，小便频数量多，或小便浑浊，困倦气短，脉虚细无力等。

3. 施今墨经验方

组成：党参 10g，麦冬 15g，生地黄 10g，五味子 10g，黄芪 30g，山药

30g，苍术 30g，玄参 30g。

用法：水煎服，每天 1 剂，每天 2 次。

主治：各型糖尿病。

4. 七味白术散

组成：党参 7.5g，白术 15g，茯苓 15g，甘草 3g，木香 6g，藿香 15g，葛根 15g。

用法：水煎服，每天 1 剂，每天 2 次。

主治：脾虚胃热津亏之糖尿病。

5. 金芪降糖片

用法：每次 7~10 片，每天 3 次，饭前 30 分钟口服，连服 2 个月为 1 个疗程。

主治："三多"症状明显的糖尿病。

6. 参芪降糖片

用法：每次 3 片，每天 3 次，连服 1 个月为 1 个疗程。

主治：轻、中度 2 型糖尿病。

【针刺治疗】

可针刺尺泽、地机、三阴交、中脘、足三里等穴位。耳针可取内分泌、肺、渴点、胃、肾、膀胱穴。

【药膳】

1. 猪胰炖山药

组成：猪胰一具，山药 200g。

做法：猪胰和山药煮熟食之。

功效主治：健脾补肺，固肾益精。适用于糖尿病，症见口渴多饮、尿频、腰酸腿软、口干舌红。

2. 黄芪天花粉炖刺参汤

组成：刺参 1 个（10～15g），花茶 4g，天花粉 12g，黄芪 12g。

做法：刺参泡发后，与花茶、天花粉、黄芪同煎 30 分钟，早晨空腹吃参喝汤，每天 1 次。

功效主治：补益五脏，强肾益精，理虚养血。适用于消渴病下消。

3. 菠菜根煲鸡内金

组成：菠菜根半斤，鸡内金 10g。

用法：水煎服，每日 3 次。

主治：糖尿病。

4. 刀豆炖猪腰

组成：刀豆 50g，猪腰一具。

用法：刀豆与猪腰同煮食之，每天 1～2 次。

主治：糖尿病口渴多饮多尿者。

【预防】

1. 对有此病家族史的患者应注意尽早防治。

2. 应制定合理的食谱。

3. 养成有规律的生活习惯，做到动静结合、劳逸适度。

4. 保持心情舒畅，情绪稳定。

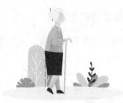

三十七、肥胖症

　　肥胖症是指体内脂肪堆积过多和（或）分布异常、体重增加，是遗传因素、环境因素等多因素相互作用所引起的慢性代谢性疾病。当人体进食热量多于消耗热量时，多余热量以脂肪形式储存于体内，其量超过正常生理需要量，且达一定值时遂演变为肥胖症。

 【病因】

1. 中医病因

　　① 肥胖常为衰老的体现，与脾胃失运、肾阳虚衰有关。

　　② 素体脾胃功能偏盛者，其食欲亢进，食量过大，脾运不及，可导致水湿、痰湿、膏脂留着脏腑，积聚肌肤形成肥胖。

　　③ 饮食有所偏好，过于进食膏粱厚味、醇酒之品，或暴饮暴食，损伤脾胃运化功能。

　　④ 过度安逸，久坐少动，缺乏运动劳作，可致气伤而虚、肉伤损脾。

　　⑤ 情志失调使脏腑气机失调，运化失常，故水湿痰浊内停而发为肥胖。

　　⑥ 此外，与先天禀赋和体质及地理环境均有一定关系。肥胖者部分呈家族性分布。中国幅员辽阔，物候地理、饮食习性不同，北方天寒地燥，人多彪悍刚强，喜食牛羊醇酒，味重而偏咸，因此北方的肥胖率要高于南方。

2. 西医病因

　　（1）遗传因素、家族史　肥胖 70% 为遗传因素所致。双亲中一方肥胖，其子女肥胖率约为 50％；双亲均肥胖，则子女肥胖率上升到 80％。肥胖属多基因遗传，遗传在其发病中起易发作用。

（2）神经精神因素　饥饿中枢的功能受制于精神状态，当精神过度紧张时食欲受抑制；精神舒缓，同时胰岛素分泌增加时，食欲常亢进。

（3）内分泌因素　肥胖症患者存在胰岛素不敏感性和抵抗性。

（4）饮食因素　肥胖者均有饮食增多史，进食多，饮食偏嗜甜、油和每餐中间加食引起能量过剩。

（5）运动因素　体力活动不足使能量消耗减少。

【临床表现】

1.轻度肥胖者常无症状。

2.中重度肥胖者可见以下表现。

① 肺泡低换气综合征：腹部脂肪多、腹壁增厚、横膈抬高、换气困难、气促。

② 心血管系统疾病：伴高血压、冠心病、动脉粥样硬化、心室肥大等。

③ 内分泌代谢紊乱：血脂异常、糖耐量异常，可发生糖尿病、高胰岛素血症等。

④ 消化系统疾病：胃纳亢进、善饥多食、便秘腹胀、脂肪肝等。

⑤ 其他：平时汗多怕热、抵抗力差；嘌呤代谢异常、血浆尿酸增加、痛风发病率增高。

【治疗单方】

1. 乌龙茶

用法：每天 5～6g，泡水饮服。

功效：降脂。

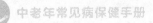

2. 酿造醋

用法：白醋、苹果醋或葡萄醋每天 10～20ml，1 份醋加 5 份水冲淡服用。

功效：预防高脂血症。

3. 枸杞子

用法：每天 30g，当茶冲服，持续长期服用。

功效：滋肾润肺，补肝明目。

【治疗验方】

1. 经验方

组成：山楂根、茶树根、荠菜花、玉米须各 10g。

用法：将山楂根、茶树根制成粗末，再配以荠菜花、玉米须共煎水，代茶饮服。

主治：肥胖症。

2. 消补减肥片

用法：饭前半小时用温开水送服，每次 3～4g，每天 3 次，1 个月为 1 个疗程。

主治：肥胖症。

3. 轻身降脂乐

用法：每次 1 包，每天 2～3 次，1 个月为 1 个疗程。

主治：气阴两虚夹痰火之肥胖症。

【针刺治疗】

可针刺内关、丰隆、梁丘、关元、足三里、天柱、曲池等穴。耳针可选用

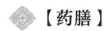

肌点、食道、脾、交感、内分泌等穴。

【药膳】

1. 冬瓜粥

组成：新鲜连皮冬瓜 80～100g，粳米 100g，赤小豆 20g。

做法：将新鲜冬瓜用刀刮后洗净、切成小块，同粳米、赤小豆一起置于砂锅中煮成稀粥即可。注意粥不要放盐。每天早、晚分 2 次食用。

功效：具有利尿消肿、清热止渴之功效。

2. 茯苓饼

组成：茯苓粉、粳米粉各等份，白糖、植物油各适量。

做法：将茯苓粉、粳米粉、白糖加水适量，调成糊状，置微火平锅里煎烙成薄饼，可作主食。

功效：具有益胃补气、健脾消肿之功效。

3. 薏米粥

组成：薏苡仁 30g，白糖适量。

做法：将薏苡仁洗净，置于砂锅内，加水适量；将砂锅置旺火上烧沸，后用文火煨熬；待薏苡仁熟烂后，加入白糖即成。

功效：具有健脾除湿之功效。

4. 鲤鱼汤

组成：荜茇 5g，鲜鲤鱼 1000g，生姜、香菜、料酒、葱、味精、醋各适量。

做法：将鲜鲤鱼去鳞，剖腹去内脏，洗净切成小块；生姜、葱洗净；将荜茇、鲤鱼、葱、生姜放入锅内，加水适量，用猛火烧开后文火炖熬约 40 分钟，加入香菜、料酒、味精、醋即成。可单独食用，亦可佐餐，吃鲤鱼肉、饮汤。

功效：具有消肿利水之功效。

◈ 【预防】

1.合理控制热量。饮食供热量必须低于机体的消耗量，即必须供应低热量饮食，以造成热量的负平衡，促使长期摄入超量的热量被代谢掉，使体重逐渐下降，接近正常体重标准，达到减轻体重的目的。限制饮食脂肪供给量，尤其是动物性脂肪。尽量少吃或不吃蔗糖、麦芽糖、果糖、蜜饯及甜点心等食品，减少零食的摄入，食物纤维可不加限制。

2.用餐时要细嚼慢咽，最好采用分餐制。餐后不立即卧床或睡眠，鼓励餐后适当散步。

3.运动减肥能增强心肺适应性，减少心血管病危险因素，增加能量消耗，增加自我有效感和舒适感，适用于无心、脑、肾疾病的肥胖患者。常用的运动减肥项目有步行、跑步、跳绳、减肥操、太极拳、跳舞及水上运动等。

三十八、脱发

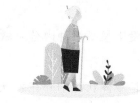

脱发是指头发脱落的现象。正常脱落的头发都是处于退行期及休止期的毛发，由于进入退行期与新进入生长期的毛发不断处于动态平衡，故能维持正常数量的头发。病理性脱发是指头发异常或过度脱落。

【病因】

1. 中医病因

由于血虚不能随气荣养皮肤，以至毛孔开张，风邪乘虚侵入，风盛血燥，发失所养而成片脱落；或因情志抑郁，肝气郁结，过分劳累，又伤心脾，气血生化不足，发失所养而致。因肝藏血，发为血之余；肾藏精，主骨生髓，其华在发；肝肾不足，精血亏虚，发失所养亦为本病主要原因。此外，王清任《医林改错》中说："皮里肉外血瘀阻塞血路，新血不能养发，故为脱落。"又说："无病脱发，亦是血瘀。"说明头部肌肤气血瘀滞，致使毛发失养，亦是脱发的主要原因。

2. 西医病因

（1）雄激素性脱发　为常染色体显性遗传，其遗传特征需在雄激素作用下才表现出来。

（2）神经性脱发　精神压力过大时常常出现脱发增多。在精神压力的作用下，人体立毛肌收缩、头发直立，自主神经或中枢神经功能发生紊乱，毛囊、毛乳头发生改变和营养不良，从而导致毛发生长功能受抑制，毛发进入休止期

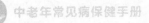

而出现脱发。

（3）内分泌性脱发　毛发生长受多种内分泌激素的影响，当发生内分泌异常时多引起脱发疾病，如产后、更年期脱发。

（4）营养性脱发　毛发是身体状况的外在表现，营养不良和新陈代谢异常可引起发质和发色的改变，严重营养不良甚至导致弥漫性脱发。

（5）物理性脱发　机械性刺激和接触放射性物质引起脱发。

（6）化学性脱发　化学因素可以导致毛发颜色改变甚至脱发。

（7）感染性脱发　各种病原体感染是毛发疾病中一类重要因素，主要包括细菌、病毒、真菌、螺旋体、寄生虫等感染。

（8）症状性脱发　某些系统性或局部疾病都可伴发脱发。

（9）先天性脱发　由发育缺陷所引起的头发完全缺失或稀疏。患者常见头发稀疏细小，或出生时头发正常，不久就脱落不再生，可分为孤立缺陷和其他畸形。

（10）季节性脱发　一般夏季容易脱发，因为夏天温度高使毛孔扩张导致脱发；秋冬之际不易脱发，因为这时期温度下降使毛孔闭合。

◈ 【临床表现】

男性型脱发，临床表现为前额部两侧头发变细、脱落，发际线后移。大多先从前额两侧鬓角开始，呈 M 形，逐渐向头顶延伸，发际线后移。后头顶部头发大部分或全部脱落，但脑后及两侧头发依存，常呈马蹄形外观。脱发处皮肤光亮，毛孔缩小或残留少许细软毛发。

◈ 【治疗单方】

1. 生姜

用法：在烧洗头水的时候放进几片生姜，或者在热水瓶里放几片生姜泡

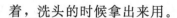

着，洗头的时候拿出来用。

功效主治：生姜具有活血祛寒的作用，外用可以促进局部血液循环，适合用于治疗斑秃。

2. 车前草

用法：将车前草全草焙成炭，浸入米醋，1 周后用该药醋外涂患处，每日 2～3 次。

功效：止烦下气。

3. 黄芪

用法：黄芪 60g，水煎服，每天 1 剂。

主治：顽固性斑秃。

【治疗验方】

1. 生发煎

组成：桃仁、红花、赤芍各 9g，川芎 5g，当归须 10g，生姜 2 片，大枣 7 枚，葱白 3 根，黄酒 250g。

用法：先用黄酒加适量水，将药倒入浸泡 1 小时后放入砂锅中煮沸；再煎 25 分钟，去渣，滤取药汁 300～500ml，分次温服。每剂煎 2 次，每天 1 剂。

功效：活血化瘀，透络通窍。

2. 枸杞地黄汤加减

组成：熟地黄 15～20g，淮山药 15g，山茱萸 9g，泽泻 10g，云苓 10g，当归 9g，枸杞子 15g，女贞子 12g，藁本 6g。

用法：水煎服，每天 1 剂，每天 2 次，空腹服用。

主治：肝肾虚引起的脱发。

3. 生发饮

组成：制首乌 15g，生地黄 12g，熟地黄 12g，当归 9g，黑芝麻 24g，川芎 3g，丹参 15g，桑椹 15g，补骨脂 15g，枸杞子 15g，菟丝子 15g，生黄芪 15g，党参 12g。

用法：水煎服，每天 1 剂，每天 2 次。

主治：脱发。

【其他治疗】

大黄、黄芩、黄柏、苦参、川芎、蔓荆子各 10g，侧柏叶 10g，冰片 2g。制成酊剂，涂擦头皮，每天 1 次，10 天为 1 个疗程，连用 3 个疗程。

【药膳】

1. 黑芝麻核桃仁粥

组成：大米 30g，糯米 20g，核桃仁 30g，黑芝麻 30g。

做法：将大米和糯米用清水浸泡 10 分钟；锅中加水烧开，放入大米和糯米，用大火煮开后加盖用小火炖煮；核桃仁、黑芝麻炒香后用蒜臼捣碎；米粥煮至黏稠后加入冰糖，煮至冰糖溶化，再放入捣碎的黑芝麻和核桃仁搅拌均匀，煮 2 分钟后关火。

功效主治：黑芝麻补肝肾、益精血、润肠燥，用于头晕眼花、耳鸣耳聋、须发早白、病后脱发、肠燥便秘。核桃仁温补肺肾，具有补气养血、润燥化痰、温肺润肠、散肿消毒等功效。

2. 桃仁芝麻大豆粥

组成：粳米 100g，核桃仁 10g，黑芝麻 10g，黑大豆 10g。

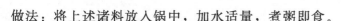

做法：将上述诸料放入锅中，加水适量，煮粥即食。

功效主治：活血化瘀生发。若头发脱落、日久不长，伴头部刺痛、面色晦暗者可选本方。

 【预防】

1.保持额部头发稠密，要限制食用人工合成的糖制品，如糕点、苏打水、冰冻饮料、巧克力等，而代之以从水果中提取的天然糖。多吃蔬菜水果，如萝卜、洋葱、草莓、覆盆子、桑椹、苹果、梨、杏、猕猴桃、西瓜等。经常用桔树叶、樱桃梗、橄榄树叶煎水代茶饮也大有益处。

2.要使顶端头发稠密，宜少吃脂肪含量高食物，而以向日葵油作为日常生活用油效果最好。此外，羊奶酪、脱脂酸乳酪，以及新鲜果蔬如芹菜、胡萝卜、菠菜以及所有红色水果都是使头发稠密的优良食物。

3.有利于脑后部头发稠密的食物有各种深色蔬菜和可吃的野果。烈性白酒、浓茶、浓咖啡对脑后部头发有不良作用，适量饮用果酒则无此弊病。

4.易造成头痒、头皮屑多的食物是发酵食品、油煎食品及乳制食品，大量食用淀粉食品也不利。多吃新鲜水果和蔬菜如李子、苹果、胡萝卜、韭菜、大葱等均可抑制头皮发痒和多屑。

三十九、白发

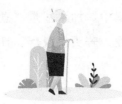

白发指头发全部或部分变白，可分为老年性白发和青少年白发病。青少年白发病是由头发髓质和皮质里黑色素颗粒减少或被空气填空导致的。正常情况下，毛乳头内有丰富的血管，为毛乳头、毛球部提供充足的营养，黑色素颗粒便顺利合成。当黑色素颗粒在毛乳头、毛球部的形成发生障碍，或虽然形成但因某种因素不能运送到毛发中去，从而使毛发髓质、皮质部分的黑色素颗粒减少、消失时，就会出现白发。

【病因】

1. 中医病因

先天禀赋不足，肾精亏损，精虚不能化生阴血，阴血不足，发失濡养所致；或由多愁善感，思虑伤脾，气血化生无源而生；或由血热偏盛，肝旺血燥，发失濡养而来；或与家族遗传有关。

2. 西医病因

（1）老年性白发　老年性白发是一种生理现象，是衰老的表现，一般在40岁以后出现。

（2）青少年白发病

① 精神因素：长期抑郁寡欢、心境不佳或精神高度紧张、操劳过度均可使头发由黑变白。

② 营养失调：毛发是皮肤的附属器，它同身体其他各部位的器官、组织

一样，需要充足的营养。人种不同，发色也不同。据医学临床观察证明，如果身体长期缺乏蛋白质、植物油、维生素 B_1、维生素 B_2、维生素 B_6，会导致头发由黑变白。

（3）遗传因素　如白化病、Rothmund 综合征等。疾病、药物和遗传也是致使头发由黑变白的因素。

（4）某些慢性疾病的影响　如脑垂体功能下降、甲状腺功能亢进等内分泌紊乱，结核、伤寒、恶性贫血等消耗性疾病以及自主神经功能障碍等。

（5）用脑过度　研究发现，脑力劳动者长期处于高压状态，精神高度紧张，无暇锻炼身体，加上饮食的不均衡、不良的生活习惯等，因而易于过早出现白发。

（6）染发剂损害　染发剂中的化学成分一般有致癌性。过多或频繁染发会损害发根。

【临床表现】

1. 老年性白发

常从两鬓角开始，缓慢向头顶发展。数年后胡须、鼻毛等也变灰白，但胸毛、阴毛和腋毛不变白。

2. 青少年白发病

常见于青少年，初起头发有稀疏散在少数白发，后可逐渐或突然增多。

3. 先天性全身性白发病

与白化病伴发，全身毛发呈灰白色，皮肤及虹膜均缺乏色素。

4. 先天性局限性白发病

多有家族史，系在身体某部分有一处或数处局限性白发区，有时眉毛及睫毛部分变白。

◈ 【治疗单方】

1. 核桃仁

用法：每次 20g，每天 1 次，常食有效。

功效主治：温补肺肾，定喘润肠。用于治疗肾虚腰痛、脚软、虚寒喘咳、大便燥结、白发等症。

2. 何首乌

用法：何首乌适量，代茶饮；或何首乌片，口服，每次 5 片，每天 3 次。

功效：补益精血，乌须发，强筋骨，补肝肾。

3. 牛膝

用法：牛膝 20g，水煎服，每天 2 次，连服 2 个月。

功效主治：可控制白发，有补肾活血之功。可用于青年头发早白。

◈ 【治疗验方】

1. 民间验方

组成：桑白皮 30g，五倍子 15g，青葙子 60g。

用法：水煎取汁，外洗头部。

功效：清肝宣肺，乌须黑发。

2. 黑豆山楂方

组成：黑豆、山楂、大青叶各 30g。

用法：水煎服，每天 2 次。

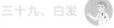

功效：滋阴养血乌发，活血化瘀。

3. 乌芝散

组成：黑芝麻粉、何首乌粉各 150g。

用法：将药加糖适量，煮成浆状，开水冲服，每晚 1 碗。

功效主治：养血，滋润，乌发。主治青少年白发病。

4. 乌地茶

组成：生地黄、制首乌各 5g。

用法：将药以开水冲泡，每天代茶饮，连服数月。

功效：补肾，滋阴，乌发。

【药膳】

1. 桑椹生发膏

组成：桑椹 200g，何首乌 150g，熟地黄 300g，蜂蜜适量。

做法：将桑椹、何首乌、熟地黄加水煎 3 次，取汁浓缩，加蜂蜜后熬成膏服用。

功效主治：益气养血，补益肝肾，生发乌发。主治肝肾亏虚之白发。

2. 枸杞烧海参

组成：海参 300g，枸杞子 15g，桑椹 10g。

做法：先将海参切条，热油加调料翻炒，汤沸后小火煨烤，至热时加入蒸熟的枸杞子、桑椹，淀粉勾汁即可。

功效主治：补精气，坚筋骨，滋阴明目，和胃益骨，抗衰老。主治肾气亏虚之白发。

3. 大枣杞子煲鸡蛋

组成：大枣 10 个，枸杞子 30g，鸡蛋 2 个。

做法：加水同煎，蛋熟后去壳再煮数分钟，吃蛋饮汤。

功效主治：养肝肾，益气血，益精明目。适用于虚劳精亏之白发。

4. 猪肾核桃汤

组成：猪肾 1 对，杜仲 30g，沙苑蒺藜 15g，核桃肉 30g。

做法：将以上三药和猪肾，加适量水，在旺火上煮 30 分钟后，改文火炖至猪肾熟烂。食猪肾及核桃肉，饮汤。每天 1 剂，连服 7～10 天。

主治：治疗肾阴虚所致的白发，出现头昏健忘、腰膝酸软、耳鸣耳聋、五心烦热、失眠多梦、舌苔少、脉细数者。

5. 黑豆雪梨汤

组成：黑豆 30g，雪梨 1～2 个。

做法：将梨切片，加适量水与黑豆一起放锅内旺火煮开后，改微火炖至烂熟。吃梨喝汤。每天 2 次，连用 15～30 天。

主治：治疗肺阴亏损所致的毛发柔弱、色白，倦怠乏力易感冒者。

6. 黑芝麻

组成：黑芝麻适量，粳米 100g。

做法：将黑芝麻晒干炒熟研碎，每次 30g，同粳米入锅煮粥。10～20 天为 1 个疗程。

功效主治：补肝肾，益精血，润肠燥。适用于头晕眼花、耳鸣耳聋、须发早白、病后脱发、肠燥便秘。

【预防】

1. 保持乐观。对生活持乐观的态度和保持愉快的情绪，有助于使头发乌黑韵华。

2. 加强营养。头发失去维持正常色素的营养供应也会变白。在食谱中，决不能长期缺少含维生素 B_1、维生素 B_2、维生素 B_6、烟酸等的食物，否则，毛

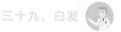

发就会由黑变灰，进而变白。近年来的科学研究还表明，缺乏某些微量元素，如铜、铁等，也能使头发变白。

3.治疗疾病。某些传染病和慢性局部病灶性炎症，如龋齿、扁桃体炎、化脓性鼻窦炎等，通过细菌作用和神经反射，也能引起白发。内分泌正常，分泌的黑色兴奋激素多，形成的黑色素就多，头发颜色也就较深。此外，性功能发育不全也能引起白发。因此，为了防止长白头发，对于上述疾病，须及早治疗。

4.按摩头皮。为了防治白发，可坚持在早晨起床后和临睡前，用食指与中指在头皮上画小圆圈，并揉搓头皮：先从额部经头顶到后枕部，再从额部经两侧太阳穴到枕部。每次按摩1～2分钟，每分钟来回揉搓30～40次，以后逐渐增加到5～10分钟。这种按摩可加速毛囊局部的血液循环，使毛乳头得到充足的血液供应，毛球部的色素细胞营养得到改善，细胞活性增强、分裂加快，将有利于分泌黑色素和使头发变黑。

5.勤于梳头。勤梳头也是一种物理按摩法，出自隋代医学家巢元方之手。他在《诸病源候论》和《白发候》中认为，白发的根源是身体虚弱、营养不良，故有"千过梳头，发不白"的设想，意即勤梳头可防止头发变白。这是很合乎科学道理的：勤于梳头，既能保持头皮和头发的清洁，又能加速血液循环，增加毛孔的营养，从而达到防止头发变白的效果。

四十、痛风

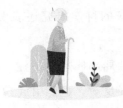

痛风是一种由于嘌呤生物合成代谢增加，尿酸产生过多或因尿酸排泄不良而致血中尿酸升高，尿酸盐结晶沉积在关节滑膜、滑囊、软骨及其他组织中引起的反复发作性炎性疾病。本病以关节液和痛风石中可找到有双折光性的单水尿酸钠结晶为其特点。

【病因】

1. 中医病因

痛风常见于嗜酒、恣食肥甘厚味的肥胖者。外因是长期饮酒、饮食失调；内因是脏腑功能失调，以脾、肾二脏清浊代谢紊乱尤为突出。

长期饮酒，恣食肥甘厚味，易酿湿生痰化热，并易致脾胃功能受损；或脾胃功能原有不足，运化水湿、分清泌浊功能失调，从而导致对水湿、痰浊的排泄功能下降，痰湿内生，蕴结体内，化生湿热、痰热，流注于四肢、关节、肌肉，致气血运行不畅，发为痹痛。

2. 西医病因

(1) 原发性痛风　由遗传因素和环境因素共同致病。多因嘌呤代谢酶缺陷，尿酸排泄障碍或尿酸生成过多所致。

(2) 继发性痛风　继发于其他疾病过程中的一种临床表现，也可由某些药物所致。如肾脏疾病包括慢性肾小球肾炎、肾盂肾炎、多囊肾、铅中毒和高血压晚期等引起的肾小球滤过功能减退，致尿酸排泄减少；骨髓增生性疾病，如白血病、淋巴瘤、多发性骨髓瘤、红细胞增多症、溶血性贫血和癌症等；某些药物如噻嗪类利尿药、呋塞米、乙胺丁醇、吡嗪酰胺、小剂量阿司匹林和烟酸等，可致尿酸排泄障碍。

 【临床表现】

1. 无症状高尿酸血症

仅有波动的持续性高尿酸血症。

2. 急性痛风性关节炎

常于深夜或清晨突然起病，关节疼痛并进行性加剧，呈撕裂样、刀割样或咬噬样，难以忍受。受累关节及周围组织红、肿、热、痛和功能受限。首次发作多侵犯单关节，最常发生在第一跖趾关节，其次为足背、足跟以及踝、膝、腕和肘等关节。发作常呈自限性，多于数天或 2 周内自行缓解。部分患者可伴有高尿酸血症，还可伴有发热、寒战、头痛、心悸和恶心等全身症状。

3. 痛风石及慢性关节炎

痛风石是痛风的特征性临床表现，其发生的典型部位是耳郭。外观为皮下隆起的大小不一的黄白色赘生物，皮肤表面菲薄，破溃后排出白色粉状或糊状物，经久不愈。关节内大量沉积的痛风石可造成关节骨质破坏、关节周围组织纤维化和继发退行性改变等。临床表现为持续关节肿痛、压痛、畸形及关节功能障碍。

4. 肾脏病变

（1）痛风性肾病 临床表现为尿浓缩功能下降，出现夜尿增多、低比重尿、白细胞尿、轻度血尿及管型尿等。晚期可出现肾功能不全、高血压、水肿、贫血等。

（2）尿酸性肾石病 结石较小者呈砂砾状，随尿排出，可无明显症状；较

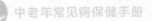

大者可阻塞尿路，引起肾绞痛、血尿、排尿困难、尿路感染、肾盂肾炎、肾盂扩张和肾积水等。

 【治疗单方】

1. 车前草

用法：将车前草晒干，水煎服或代茶饮，每次 40～100g，每天 2 次。

功效主治：清热，利尿，祛痰，凉血，解毒。适用于治疗水肿尿少、热淋涩痛、暑湿泻痢、痰热咳嗽、吐血衄血、痈肿疮毒等症。

2. 芦荟

用法：将芦荟叶肉外敷肿痛处，24 小时更换 1 次。

功效：泻下，清肝，杀虫。可消炎杀菌、促进血液循环、促进愈合、吸热消肿、保持细胞活力。

3. 生葛根

用法：生葛根 50～100g，水煎代茶饮。

主治：预防痛风复发。

4. 金钱草

用法：金钱草 50g，水煎代茶饮，每天 1 次，连续 1～2 周。

功效：利湿退黄，利尿通淋，解毒消肿。

【治疗验方】

1. 痛风排酸汤

组成：露蜂房、蚤休、秦皮、秦艽、络石藤各 15g，薏苡仁、生石膏、玄

参、金银花、土茯苓、车前子各 30g，苍术、黄柏各 20g，

用法：每天一剂，煎前先将上述诸药清水浸泡 30 分钟，然后再加适量水煎 3 次，取煎汁混合平分两碗，早晚各服一次，7 天 1 疗程。服药期间多饮水，一天饮水 3000～5000ml。

功效：清热解毒，通络止痛。可促进嘌呤代谢，降低尿酸。

2. 消痛饮

组成：当归 12g，牛膝 15g，防风 12g，防己 15g，泽泻 18g，钩藤 15g，忍冬藤 25g，赤芍 18g，木瓜 25g，桑枝 30g，甘草 5g。

用法：水煎服，每天 1 剂，症状、体征消失后改为每 2 天 1 剂，每剂煎 3 次，每次取汁 200ml，混合后分 3 次口服。10 天为 1 个疗程。

主治：急慢性痛风性关节炎屈伸不利者。

【其他治疗】

1. 熏洗疗法

马钱子、生半夏、艾叶各 20g，红花 15g，王不留行 40g，大黄、海桐皮各 30g，葱须 3 根。煎汤 2000ml，以蒸汽熏蒸患部，药液变温后浸洗患处，每天 2 次，7 天为 1 个疗程。

2. 膏药敷贴疗法

麝香追风膏、关节止痛膏等外贴患处。适用于风寒湿痹。

【药膳】

1. 独活山药汤

组成：独活 10g，山药 100g，甘草 10g，盐、味精、姜末各适量。

做法：将独活、山药、甘草放入锅中，加水煮成汤，起锅时加入盐和佐料即成，当膳用，每天早、晚服，每次一小碗。

功效主治：活血散瘀，祛风止痛，补脾和胃。适用于痛风肿痛者。

2. 车前冰梨

组成：车前子5g，大梨1个。

做法：将车前子洗净置碗内，和洗净的大梨放入冰箱1天。服用时将大梨去皮，和车前子同服，每天早、晚各1次，10～30天为1个疗程。

功效主治：清淋解毒，滋阴降火，利尿通便。适用于尿酸、血脂过高的痛风患者。

3. 当归炒苦瓜

组成：当归20g，甘草10g，苦瓜100g，菜油、盐、酱油、味精、生姜、葱末各适量。

做法：将当归、甘草和苦瓜洗净切成薄片，用温水浸泡20min；将菜油放入铁锅内，烧至八成熟时倒入切好的当归、甘草和苦瓜片，快速炒至五成熟；加入盐、酱油和生姜、葱末，起锅时加入味精即成。佐餐食用，吃苦瓜，每天1次，10～20天为1个疗程。

功效主治：通气活络，消肿止痛。适用于痛风肿痛的患者。

4. 民间验方

组成：白刺花（用根皮）100g，八角枫（用根皮）2g，威灵仙35g，卷柏、当归各15g，土鸡肉500g。

做法：上药用纱布包住，放入陶罐内，加冷水1L浸泡2小时，然后放入土鸡肉，用大火煮沸后改用小火炖至鸡肉熟透，吃肉饮汤。两天1剂，每天3次。

功效主治：祛风湿，通经络，清热解毒，凉血消肿止痛。可缓解痛风性关节炎疼痛症状。

◈ 【预防】

1.控制诱发因素，避免精神紧张、过度劳累、尿路感染、风寒感冒、关节外伤等导致痛风急性发作的诱因。当上诉诱因存在时容易引起痛风发作，而且痛风每发作一次对人体关节和肾脏都是一次新的损害，会使病情加重。

2.控制体重指数，特别是 40 岁以上患者和已经进入绝经期的妇女要节制饮食，避免发胖而加重病情。坚持运动，如快步走或慢跑。

四十一、骨质疏松症

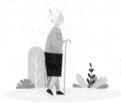

骨质疏松症是一种代谢性骨病，其特征是骨量下降和骨组织的微细结构破坏，表现为骨的脆性增加，更易于骨折。骨质疏松症是一种多因素所致的慢性疾病。在骨折发生之前，通常无特殊临床表现。本病女性多于男性，常见于绝经后妇女和老年人。

 【病因】

1. 中医病因

（1）肝肾不足　年老肝肾虚衰，筋骨失于濡养而出现骨痿、骨痹之疾。

（2）气血亏虚　形体百骸均有赖于气血的濡养，气血的生成有赖于后天之本的正常运化。人至老年脏腑功能减退，气血生成不足，筋脉失于濡养，而致骨痿。

2. 西医病因

（1）内分泌因素

①性激素下降：绝经后妇女卵巢功能衰退，雌激素水平显著下降，骨吸收明显增强，骨丢失加快，导致骨质疏松。随着年龄增长，男性睾酮分泌逐渐下降，体内雄激素缺乏，导致骨吸收大于骨形成。

②降钙素减少：降钙素可以维持骨代谢的稳定性和预防过度骨吸收，其减少可造成骨质疏松。

③维生素 D 减少：导致钙吸收和骨形成减少。

（2）营养状况　如果饮食中钙摄入量不足，肠钙吸收减少，将导致甲状旁腺激素分泌增多、骨钙释放增加、骨量丢失。蛋白质、氨基酸是提供骨骼有机基质合成的重要原料，如摄入不足会影响骨基质的合成。

（3）物理因素　骨骼发育程度及骨量的大小与运动密切相关。运动负荷可以使松质骨骨量增加，如果运动负荷停止则增加的骨量可以再度丢失。

（4）免疫因素　免疫系统与骨骼代谢密切相关，目前认为其主要机制是通过有关的体液因子，如白细胞介素、干扰素等影响破骨和成骨细胞的数量和活性发挥作用。

（5）其他因素　生活方式和习惯如饮酒、吸烟、节食和美白等也与骨质疏松症有关。饮酒可减少骨量的丢失，而过量饮酒会增加骨量的丢失。过度节食的女性雌激素相对不足，骨质疏松也就在不知不觉中产生。此外，如果为了美白而减少日照，也使通过阳光照射合成的维生素 D_3 减少，最终使骨形成减少。

【临床表现】

1. 骨痛和肌无力

疼痛常为弥漫性，无固定位置。大部分患者表现为腰、双髋、下肢乃至全身性骨痛。乏力常在劳累或活动后加重。

2. 易发生骨折

以椎体、髋关节和腕关节为好发部位，常因轻微活动、负重、摔倒等发生骨折。

3. 脊柱变形

骨质疏松严重者可有身高缩短和驼背。椎体压缩性骨折会导致胸廓畸形、腹部受压，影响心肺功能等。

【治疗单方】

叶上花

用法：叶上花全草干品 20g，水煎服或泡酒服，每天 3 次，每次 130ml，3 天为 1 个疗程。

功效主治：活血化瘀，清热解毒。用于跌打损伤、骨折、风湿性关节炎、胃痛、痢疾、月经不调；外用治疗烧烫伤、疮疖痈肿、毒蛇咬伤。

【治疗验方】

1. 青娥丸加减

组成：杜仲、胡核桃、补骨脂各 18g，淫羊藿 12g，熟地黄、生地黄、核仁各 30g，何首乌 15g，甘草 6g。

用法：水煎服，每天 1 次，分 2 次温服。

功效主治：补肾强腰。用于肾虚腰痛、起坐不利、膝软乏力。主治骨质疏松症。

2. 马禄林验方

组成：防风、威灵仙、川乌、草乌、透骨草、续断、狗脊各 100g，红花、花椒各 60g。

用法：共研末，每次用 50～100g，以醋调后装纱布内敷于皮肤上，每天 1 次，每次 1 小时。

功效主治：温经散寒，通络活血。用于阳虚而风寒内袭型骨质疏松疼痛者。

3. 河车大造丸

组成：紫河车 10g，熟地黄 20g，天冬 10g，麦冬 10g，杜仲 15g，牛膝 10g，黄柏 10g，龟甲 20g。

用法：口服。水蜜丸每次 6g，每天 2 次；大蜜丸每次 1 丸，每天 2 次。

功效：滋肾填精，补髓壮骨。

 ## 【其他治疗】

营养与体育疗法：由于骨质疏松时骨骼蛋白质和钙盐均有损失，故应适当补充饮食中的蛋白质、钙盐以及各种维生素，尤其是维生素 D、维生素 C，均有一定帮助。同时应做适当的体力活动，刺激成骨细胞活动，以利于骨质形成。

 ## 【药膳】

1. 白术槟榔猪肚粥

组成：白术 30g，槟榔 10g，猪肚 30g，糯米 100g，生姜 100g。

做法：将猪肚洗净，切成小块，与白术、槟榔、生姜同煮；待猪肚烂熟时，去掉药渣，加入糯米煮粥，食猪肚喝粥。

主治：适用于骨质疏松症属脾胃虚弱证者。

2. 鹿角胶粥

组成：鹿角胶 20g，粳米 100g，生姜 150g。

做法：将粳米放入锅中，煮沸后加鹿角胶、生姜，煮至粥熟，即可食用。

主治：适用于骨质疏松症属肝肾不足证者。

3. 当归羊肉汤

组成：当归 30g，生姜 15g，羊肉 150g。

做法：把全部材料放入锅内，加适量水，用大火烧开后改小火煮至羊肉熟烂，食肉饮汤。

主治：适用于骨质疏松症属脾肾阳虚证者。

4. 桑椹牛骨汤

组成：桑椹 25g，牛骨 500g，酒、糖、姜、葱等各适量。

做法：将桑椹洗净，加酒、糖少许蒸制；另将牛骨置深锅中，煮开后撇去浮沫，加姜、葱再煮，见牛骨发白时捞出，加入已经蒸制的桑椹，煮开后再撇去浮沫，根据口味加调味品，食桑椹饮汤。

主治：适用于骨质疏松症属肝肾阴虚证者。

5. 山药枸杞甲鱼汤

组成：怀山药 15g，枸杞子 10g，甲鱼 1 只（500g 左右），姜、盐、酒各适量。

做法：将甲鱼入热水中宰杀、剖开洗净、去内脏，与怀山药、枸杞子一起炖熟，加入姜、盐、酒各少许调味，食甲鱼，喝汤。

主治：适用于骨质疏松症属阴虚证者。

【预防】

选择合适的运动方式、运动强度、运动时间和频率，对于防治骨质疏松、减少骨折的危险性具有非常重要的意义。

① 运动方式：一般来说，能够让全身骨骼受到足够的张力和拉力的运动都是可行的。由于不同的运动方式会对不同部位骨骼产生影响，因此在易发生骨折的部位，如腰椎、四肢长骨近端和远端等，还可进行局部的肌力锻炼，以增强局部肌肉力量、关节灵活性和局部骨骼的骨质。因此，预防骨质疏松应以

户外负重有氧运动和局部肌肉训练为主。

② 运动强度：理想的运动强度表现为运动时不紧张、无面红耳赤、气不急喘、身体轻松，运动时还能与同伴谈话。

③ 运动的时间和频率：运动的时间和频率可依据所选择的运动项目、运动动作及本人的主观感觉来决定。通常一次运动的效果可以持续 2～3 天，因此，预防骨质疏松还需要长期坚持锻炼，坚持每周锻炼 3～5 次，每次 30～60 分钟。